ÉTUDE EXPÉRIMENTALE ET CLINIQUE

SUR

LE THORAX DES PLEURÉTIQUES

ET SUR

LA PLEUROTOMIE

PAR

Le Docteur J.-J. PEYROT

Aide d'anatomie à la Faculté de médecine de Paris.
Ancien interne des Hôpitaux.
Membre de la Société anatomique.

PARIS

LIBRAIRIE J.-B. BAILLIÈRE ET FILS

19, rue Hautefeuille, près du boulevard Saint-Germain

LONDRES		MADRID
BAILLIÈRE, TINDALL AND CO		CARLOS BAILLY-BAILLIÈRE

1876

Tous droits réservés

ÉTUDE EXPÉRIMENTALE ET CLINIQUE,

SUR

LE THORAX DES PLEUTÉTIQUES

ET SUR

LA PLEUROTOMIE

ÉTUDE EXPÉRIMENTALE ET CLINIQUE

SUR

LE THORAX DES PLEURÉTIQUES

ET SUR

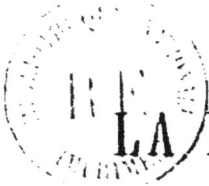

LA PLEUROTOMIE

PAR

Le Docteur J.-J. PEYROT

Aide d'anatomie à la Faculté de médecine de Paris.
Ancien interne des Hôpitaux,
Membre de la Société anatomique.

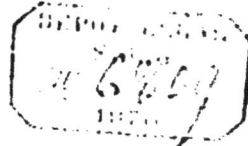

PARIS

LIBRAIRIE J.-B. BAILLIÈRE ET FILS

19, rue Hautefeuille, près du boulevard Saint-Germain

LONDRES	MADRID
BAILLIÈRE, TINDALL AND COX	CARLOS BAILLY-BAILLIÈRE

1876

ÉTUDE EXPÉRIMENTALE ET CLINIQUE

sur

LE THORAX DES PLEURÉTIQUES

et sur

LA PLEUROTOMIE.

DÉFINITION, IDÉE GÉNÉRALE ET DIVISION DU SUJET.

Je me propose d'étudier ici l'opération qui a pour but d'ouvrir largement la cavité pleurale, au moyen de l'instrument tranchant. Je demande la permission de désigner cette opération sous le nom de *Pleurotomie*. Ce terme a-t-il été employé déjà? Je ne sais. Mais vraiment on ne peut guère m'accuser d'avoir créé un mot nouveau, tant sa formation est naturelle. Il dit exactement ce qu'il faut, bien mieux que le terme de Thoracotomie adopté par Piorry, Chassaignac et quelques autres. Il pourrait être opposé au mot de Pleurocentèse, lequel est préférable certainement à celui de Thoracentèse.

L'expression d'*empyème*, *d'opération de l'empyème*, est généralement appliquée de nos jours à l'opération dont je parle. Il est facile de montrer

1

qu'on lui a attribué à différentes époques des sens assez divers.

Le mot est dû à Hippocrate, car il reproduit presque littéralement celui d'Ε*μπυον* qui revient si souvent dans ses œuvres. Hippocrate désignait par là tous les dépôts purulents qui se font dans la poitrine, et spécialement celui qui siége sur le diaphragme, dans le ventre supérieur, c'est-à-dire dans la cavité pleurale, opposée ici à la cavité péritonéale ou ventre inférieur.

Le terme d'Empyème fut appliqué plus tard, au mépris de son sens étymologique, à des épanchements qui n'étaient nullement purulents. On eut ainsi l'empyème de sang, l'empyème de sérosité, l'empyème de gaz.

Cette première confusion s'est trouvée augmentée de plusieurs autres. Le traitement hippocratique de l'empyème, limité, il est vrai, aux cas que l'on appelle de nécessité, consistait dans une ouverture assez large pratiquée, soit à l'aide du fer rouge, soit avec le bistouri. — Ce fut longtemps *l'opération de l'empyème.* — Un certain nombre d'auteurs, transportant à l'opération le nom de la maladie, dirent simplement plus tard : « faire l'Empyème. » — Mais, de même que ce mot, en tant que maladie, s'était trouvé appliqué à des épanchements très-divers, de même aussi il ne resta pas consacré à l'opération d'Hippocrate. Dans beaucoup d'observations, on trouve désignée de la sorte la ponction par le trocart dans la pleurésie purulente. A une époque où la paracentèse de la plèvre était rare, le nom d'Empyème a même été donné à la ponction évacuatrice faite avec le trocart dans la simple pleurésie séreuse.

Je ne veux pas exagérer les inconvénients qui peuvent résulter de cette absence de rigueur dans le langage. On s'entend bien aujourd'hui quand on dit Empyème, opération de l'Empyème. Pourtant, je ne vois aucune raison pour conserver quand même, et dans tous les cas, un terme dont le sens a si souvent varié. Le mot de Pleurotomie est précis. Il désigne l'ouverture large de la plèvre, soit par l'incision, soit par les méthodes de diérèse qui la remplacent. Il ne préjuge en aucune façon l'état de la cavité pleurale.

Tandis que la thoracentèse ou pleurocentèse, a pour seul effet de remettre autant que possible dans leur état normal les organes intra-thoraciques, la pleurotomie au contraire vient créer pour l'organisme des conditions tout à fait nouvelles et bien différentes des conditions physiologiques.

Après l'ouverture de la cavité pleurale, chez l'homme sain, le poumon se rétracte sur son hile, et l'air vient occuper la place qu'il laisse libre. Du coup, se trouve supprimé, d'une manière à peu près complète, le jeu d'une moitié de l'appareil respiratoire.

L'opération de la pleurotomie n'a été faite que bien rarement dans des cas de ce genre. Avant l'intervention du chirurgien, le fonctionnement

du poumon est déjà plus ou moins empêché. Si à
la suite de la pleurotomie cet organe n'est nullement sollicité de se dilater comme il l'est après la
thoracentèse, du moins il est rare aussi que du fait
de l'opération il tende à s'affaisser davantage.

Que les phénomènes immédiats de l'opération
aient été ou non remarquables, les phénomènes
consécutifs qu'elle entraîne sont des plus impor-
tants. Le malade qui a subi la pleurotomie porte
dans sa poitrine une vaste cavité suppurante ou
prête à suppurer, en communication libre avec
l'air extérieur. C'est véritablement là un état nouveau, presque une maladie nouvelle dont les symptômes, la marche, les accidents, la terminaison, et
surtout le traitement exigent une étude appro-
fondie.

Je me propose de rappeler rapidement les conditions anatomiques et physiologiques que présentent à l'état normal le thorax et les organes intra-
thoraciques. Je chercherai à montrer dans un
second chapitre en quoi divers états pathologiques
modifient ces conditions.

Puis j'étudierai les résultats immédiats de l'ouverture du thorax, les phénomènes consécutifs
qu'elle entraîne, et le procédé suivant lequel s'é-
tablit après elle la guérison.

Je chercherai enfin à appliquer ces données générales à l'opération régulière que j'étudie ici, à la
Pleurotomie.

CHAPITRE PREMIER.

LE THORAX ET LES ORGANES INTRA-THORACIQUES A L'ÉTAT NORMAL.

Chaque poumon joue librement chez l'homme, dans un sac élastique, la Plèvre pariétale. Ce sac tapisse lui-même, par sa surface extérieure, une sorte de loge à parois plus ou moins mobiles, mais assez solides pour conserver toujours à la cavité pleurale sa forme propre. Les deux loges pulmonaires sont séparées l'une de l'autre par une épaisse barrière, le médiastin, qui leur forme une paroi commune. En arrière, la colonne vertébrale et la première portion des côtes semblent continuer la séparation que le médiastin établit en avant. Cette épaisse cloison antéro-postérieure maintient à une distance assez considérable les feuillets du sac pleural qui tapissent ses deux faces, ou feuillets médiastins de la Plèvre pariétale. Ils ne se rapprochent qu'en un seul point, situé vers la partie moyenne du sternum, au niveau de la 3ᵉ côte. La plèvre médiastine tend à s'insinuer là entre le globe cardiaque et la paroi sternale avant de se réfléchir sur la paroi thoracique. Il résulte de cette disposition, qu'en ce point fort limité, les culs de sac pleuraux peuvent arriver à se toucher, voire même à empiéter un peu l'un sur l'autre. Partout ailleurs ils restent à une distance notable.

Le poumon est attaché à la paroi médiastine de la loge qui le contient par son hile, sur lequel se prolonge la plèvre médiastine en devenant plèvre pulmonaire. Il est libre dans sa partie supérieure mais il est encore uni au médiastin dans toute la partie inférieure de sa face interne par un repli vertical de la plèvre, étroit et mince, comparable au ligament suspenseur du foie.

Il emplit complètement le sac pleural : toujours moulé sur lui, il suit fidèlement tous ses changements de forme. Mais s'il est influencé par toutes les modifications que peuvent subir les parois du sac thoracique, le poumon de son côté, ne cesse pas de réagir sur ces parois elles-mêmes : cette influence s'accuse surtout lorsqu'il devient le siège de quelque lésion capable de modifier sa forme et ses propriétés physiques d'une façon permanente.

A l'état normal, chaque loge pulmonaire se dilate et revient sur elle-même 14 à 15 fois par minute. On sait que la dilatation est due aux efforts musculaires, qui ont pour effet l'abaissement du diaphragme, et le double mouvement des côtes. Du côté de la paroi médiastine, il ne peut se produire aucun effet analogue. Le rôle de cette paroi est donc tout passif dans l'inspiration.

Le retrait du thorax, qui caractérise l'expiration, résulte simplement, dans la respiration tranquille, d'actions physiques : la mise en jeu de l'élasticité de

la cage thoracique et de l'élasticité pulmonaire, sur
laquelle je dois m'étendre un peu.

C'est Bérard qui en 1835 a bien fait voir le rôle de
l'élasticité pulmonaire dans le fonctionnement des
organes intra-thoraciques. Il a montré que dans
chaque cavité pleurale existe une masse élastique,
le poumon, toujours à l'état d'extension forcée et
sollicitant toujours par conséquent les parois à se
rapprocher. Dans l'inspiration, cette masse élastique
augmente de volume, pour accompagner les parois
thoraciques qui s'écartent : mais dans ce même temps,
elle agit sur ces parois et tend à les entraîner dans la
direction du centre de la cavité pleurale avec une
intensité croissante. A mesure en effet que le
poumon augmente de volume, sa force élastique
s'accroît rapidement.

Donders a vérifié le fait expérimentalement sur
des poumons tirés ou non de la poitrine, et a fourni à ce sujet des mensurations remarquables (1).

Sur le vivant, cette augmentation de la force élastique se traduit à l'extérieur par l'abaissement de
toutes les parties molles de la cage thoracique. On
voit, tandis que la paroi thoracique s'écarte en masse,
fléchir les espaces intercostaux, formés de parties
dépressibles. On voit de la même façon le triangle
sus-claviculaire se creuser. On a l'habitude de dire
que ces phénomènes résultent de la diminution de la

---

(1) Donders. — Contribution à la physiologie de la respiration et de
la circulation. — In Zeitschrift für rat. medicia, 1855-56.

pression intra-thoracique. Il n'en est rien pourtant.

A la vérité, dans l'inspiration, la tension des gaz intra-pulmonaires s'abaisse de quelques millimètres de mercure (1 à 3, Donders), et c'est grâce à cette diminution elle-même, que l'air est appelé dans le poumon. Mais à mesure que l'inspiration s'accomplit, l'équilibre tend à s'établir entre l'air intérieur et l'athmosphère. Si l'on arrête le thorax à la fin d'une forte inspiration, dans l'attitude de sa plus grande ampliation, l'abaissement des parties molles que nous avons noté persiste aussi longtemps que dure cette position. Il ne se fait plus cependant aucun appel d'air extérieur. C'est une expérience qu'il est bien facile de répéter.

L'élasticité pulmonaire agit sur la cloison médiane du thorax, sur le médiastin, comme sur le reste des parois thoraciques. Elle tend à ramener vers le centre de la cavité pleurale chaque point de la cloison médiastine, aussi bien que chaque point du diaphragme ou de la paroi costale. Cette action devient de ce coté aussi, d'autant plus énergique que l'inspiration est plus profonde.

Le médiastin est constitué principalement par un ensemble de cavités et de canaux qui représente la portion centrale du système circulatoire : le cœur et les gros troncs artériels et veineux. Toutes ces parties sont constamment sollicitées à se dilater, comme si elles étaient placées dans un milieu raréfié. L'influence qui s'exerce sur le médiastin agit en effet presque directement sur elles. Elle le fait d'une façon d'autant plus énergique que les parois des organes considérés sont plus minces.

L'aorte et le cœur gauche lui-même sont dilatés dans l'inspiration ; mais le cœur droit et surtout les gros troncs veineux qui s'y rendent le sont bien davantage.

Au moment de la contraction de l'oreillette droite, le sang qui emplit cette cavité acquiert une tension de 2 mill. 1/2 de mercure. Mais dès que la contraction est terminée, l'action dilatatrice de l'élasticité pulmonaire se fait sentir, et la pression s'abaisse si bien que de positive qu'elle était, elle devient négative. Elle présente alors des variations étendues le plus souvent entre 7 et 15 mill. de mercure.

Le ventricule droit, qui détermine par sa contraction une pression positive de 25 mill. de mercure, ne présente jamais un abaissement aussi considérable; la pression y est toujours supérieure d'environ 10 mill. à la pression intra-auriculaire (Chauveau et Marey).

Des phénomènes analogues et encore plus marqués s'observent du côté de la veine cave supérieure. A une époque déjà éloignée, Barry, introduisant dans la veine jugulaire d'un cheval ou d'un chien un tube de verre dont il poussait une des extrémités jusque dans la veine cave, tandis que l'autre, recourbée, plongeait dans un liquide coloré, vit ce liquide s'élever dans le tube et couler rapidement vers le cœur pendant l'inspiration (1). La force qui déterminait cette ascension du liquide était assez considérable pour faire équilibre dans ces expériences à une colonne d'eau de plus de 11 centimètres.

C'est ainsi que Barry établit le premier le phénomène de l'aspiration thoracique. Il n'en connaissait pas parfaitement les conditions. Bérard en montrant le rôle de l'élasticité pulmonaire, assigna à ce phénomène ses véritables causes. Il a fallu les recherches précises faites plus récemment par Donders et surtout par Chauveau et Marey pour qu'il fût connu dans tous ses détails.

Dans les conditions normales de la respiration, la tension sanguine dans la veine cave supérieure, ne devient presque jamais positive. Barry avait bien vu dans quelques-unes de ses expériences que le liquide était aspiré même pendant l'expiration; mais il n'avait pas tenu compte de ces faits. Aujourd'hui c'est une vérité établie, contrairement à son opinion et à celle de Bérard, que le sang veineux arrive au cœur par la veine cave supérieure et même par la première portion de la veine cave inférieure (veines sus-hépatiques), d'une façon continue, c'est-à-dire pendant l'expiration aussi bien que pendant l'inspiration (2). Ce n'est pas à dire, bien entendu, que cette arrivée se fasse avec la

---

(1) Barry. — Recherches sur les causes du mouvement du sang dans les veines (Paris 1825).

(2) Kosapelly. — Recherches théoriques et expérimentales sur les causes et le mécanisme de la circulation du foie. Paris, Th. in : 1873.

même rapidité et sous la même pression dans les deux temps de la respiration.

Si au lieu de supporter une pression négative, le médiastin vient à subir par ses faces extérieures une compression assez considérable, il peut arriver que l'abord du sang dans le thorax se trouve plus ou moins entravé. Une expérience bien connue, celle de Weber, montre même que l'on peut par ce mécanisme produire l'arrêt complet de la circulation veineuse et par suite l'arrêt du cœur. Il suffit pour cela d'accumuler de l'air dans les poumons par une grande inspiration et de les comprimer ensuite, lorsqu'ils sont ainsi dilatés, en produisant un grand effort expiratoire, la glotte fermée.

La compression de l'air dans la poitrine, et par l'intermédiaire des poumons, la compression du médiastin, comme dans l'expérience précédente, s'observent à un degré plus ou moins considérable dans le phénomène de l'effort quelle que soit son application.

Je pense pouvoir montrer que dans les faits pathologiques la suppression de la tension négative du médiastin et sa transformation en tension positive peuvent s'observer non sans qu'il en résulte de sérieux dommages pour la respiration et la circulation.

CHAPITRE II.

DES MODIFICATIONS PRODUITES PAR LES ÉPANCHE-
MENTS PLEURAUX DANS LE FONCTIONNEMENT DU
THORAX ET DES ORGANES INTRA-THORACIQUES.

Je viens de rappeler rapidement les phénomènes
mécaniques principaux qui s'observent à l'état
normal dans le fonctionnement des organes thoraciques. J'ai insisté principalement sur le rôle de
l'élasticité pulmonaire et sur l'état de tension négative qui se produit sous son influence, dans les
diverses cavités et dans les gros vaisseaux de la
poitrine. Lorsqu'il existe un épanchement un peu
abondant, soit liquide, soit gazeux, dans une des
cavités pleurales et à plus forte raison dans les
deux, les tensions intra-thoraciques subissent des
modifications dont l'importance me paraît considérable.

Si les substances qui s'épanchent dans la cavité
pleurale se bornaient à combler l'espace qui existe
après l'ouverture de cette cavité entre le poumon
et la paroi thoracique, il ne s'établirait là qu'une
pression justement égale à celle de l'atmosphère.

Mais les épanchements, de quelque nature qu'ils
soient, deviennent le plus souvent trop abondants
pour tenir sans effort dans la loge où ils tombent.

Dès lors, ils tendent à augmenter les dimensions de cette loge en écartant ses parois dans tous les sens. Or les parois de la loge pulmonaire sont plus ou moins élastiques. Elles se laissent refouler ; mais elles réagissent à leur tour et entretiennent dans le milieu liquide ou gazeux qui les presse une tension variable.

Il n'est pas besoin d'un épanchement très-abondant pour que cette tension puisse être supérieure à la pression atmosphérique. Quelques faits faciles à observer sur le cadavre le montrent très-bien.

Toutes les fois que l'on pratique à l'amphithéâtre une ponction, en un point quelconque du thorax, un sujet mort avec un épanchement pleural, on voit sur le liquide sortir par l'ouverture et non l'air pénétrer dans la poitrine.

Un autre fait du même ordre mais plus curieux encore m'a été communiqué par mon ami le docteur Rosapelly. Dans deux cas de pleurésie double assez récente, il eût avec le docteur Mocquot, l'idée de chercher l'état de l'élasticité pulmonaire au moyen de l'expérience bien connue de Carson (1). Ayant adapté à la trachée un tube qui communiquait avec un manomètre à eau, il ouvrit successivement les deux plèvres. On sait que dans cette expérience, sur un sujet sain, l'eau serait refoulée par l'air contenu dans les poumons, de manière à faire constater une pression de plusieurs centimè-

(1. Carson. *Archiv. génér.* 1er série. T. II, 1821.)

tres d'eau qui est précisément la mesure de l'élasticité pulmonaire.

Dans les deux expériences dont je parle, l'effet fut inverse ; il se produisit, sous l'influence de l'ouverture de la poitrine et de l'issue du liquide, une détente de la pression intra-pulmonaire qui mesura 4 centimètres dans un cas et qui dans l'autre fut assez considérable pour déterminer l'aspiration de tout le liquide jusque dans la poitrine. Il y avait dans ce cas une pression négative, mesurée par une colonne d'eau de 10 centimètres environ.

Ces faits prouvent évidemment que tout épanchement pleural un peu abondant se trouve soumis dans le cadavre, à une pression plus ou moins considérable. Il est clair que cette pression existe aussi chez le vivant. Elle est seulement assez variable. Chaque mouvement respiratoire l'augmente ou la diminue. Les grandes inspirations peuvent sans aucun doute, lorsque les épanchements ne sont pas trop considérables, ramener dans la plèvre une tension négative.

La démonstration et la mensuration par le manomètre des épanchements pleuraux ne paraissaient pas avoir été faites jusqu'ici. J'ai pu obtenir l'une et l'autre par un procédé très-simple. Malheureusement je n'ai eu qu'une seule fois l'occasion de l'appliquer. Il est vrai que c'était dans un cas bien remarquable. Voici d'abord en quoi consiste le petit appareil dont je me suis servi :

Un tube en Y muni d'un robinet sur chacune de

ses branches de bifurcation est construit de manière à pouvoir être monté sur le trocart de l'appareil aspirateur de Potain par sa branche principale. L'une de ses branches de bifurcation est mise en communication avec la chambre à air raréfié de l'appareil aspirateur; l'autre branche reçoit un manomètre à eau ou à mercure.

Si l'on veut à un moment quelconque de la thoracentèse, prendre la tension de l'épanchement intra-thoracique, on n'aura qu'à fermer le robinet de la branche destinée à l'aspiration et à ouvrir celui qui commande la branche du manomètre.

Je me suis servi de cet instrument chez un malade de la Charité que M. Woillez a eu l'extrême obligeance de mettre à ma disposition vers la fin du mois de novembre dernier. Ce malade était atteint d'un pyo-pneumothorax consécutif à l'ouverture dans la plèvre d'un kyste hydatique du foie. Il était dans un état de demi-asphyxie fort grave et présentait une dilatation notable du côté droit. J'eus le soin de placer le manomètre sur le lit à peu près au niveau du point où se faisait la piqûre, afin d'éviter qu'une colonne liquide d'une certaine hauteur, vint ajouter son effet à celui que devait produire la tension du liquide et des gaz intra-pleuraux. Après l'introduction du trocart le manomètre fut mis en communication avec la cavité thoracique et nous pûmes constater immédiatement une tension de plus de 3 centimètres de mercure. Les mouvements respiratoires ne produisaient pas d'oscillations très-notables dans la colonne mercurielle. L'aspiration amena au dehors environ 1 litre et demi de liquide; la tension s'abaissa à ce moment à 12 millimètres. Les oscillations produites par la respiration devinrent beaucoup plus apparentes. On ne poussa pas plus loin l'aspiration qui avait seulement pour but de prévenir une asphyxie imminente. Le malade subit quelques jours après l'opération de l'empyème; mais il s'était produit des complications qui entraînèrent rapidement la mort malgré cette opération.

La démonstration moins parfaite mais suffisante d'une grande pression intra-pleurale a été faite souvent pendant la thoracentèse avec le trocart ordinaire. J'ai trouvé cité dans plus d'une observation, et surtout dans celles qui datent d'avant l'emploi du trocart à baudruche, que le liquide jaillissait par l'ouverture de la canule et se trouvait projeté à une certaine distance pendant presque toute la durée de son écoulement. Ce n'est jamais au commencement d'une thoracentèse que la baudruche est utile pour empêcher l'introduction de l'air dans la poitrine, mais seulement vers la fin, alors que la cavité pleurale est déjà presque vide, et que l'influence des mouvements respiratoires peut s'y faire sentir, comme nous l'avons vu directement dans le fait observé dans le service de M. Woillez.

Le simple examen de la poitrine chez un pleurétique permet le plus souvent de soupçonner la pression intra-pleurale. L'agrandissement de la loge pulmonaire dans tous les sens ne se fait guère que sous cette influence. Toutes les parois de cette loge concourent à son agrandissement. Il faut étudier successivement les modifications qu'elles subissent.

La paroi costale, du côté où siège un épanchement, éprouve un changement d'aspect qui saute aux yeux le premier. Deux mouvements surtout le produisent : l'abduction des côtes et leur rotation sur la tête articulaire, autour d'un axe fictif passant par leurs deux extrémités, rotation qui a pour effet de relever en la portant en dehors la portion convexe de l'arc costal. Je crois avoir été amené par quelques expériences à jeter un peu de jour sur un point relatif aux mensurations thoraciques. et dont l'obscurité a jusqu'ici intrigué bien des observateurs. On sait que M. Woillez a proposé il y a déjà longtemps un instrument. le cyrtomètre, destiné à fournir à la fois la mensuration du périmètre thoracique et le tracé de la courbe thoracique elle-même. Il semblait qu'un instrument capable de réunir ces indications dût être d'une application de tous les jours. Les résultats qu'il a donnés ont été bien loin de répondre aux espérances qu'il avait d'abord fait concevoir. Chose singulière! Alors que des épanchements abondants existaient dans la poitrine, et que l'œil constatait du premier coup, une voussure considérable d'un côté du thorax, le cyrtomètre souvent ne fournissait aucune indication. La moitié libre de la poitrine offrait un périmètre moindre d'à peine un centimètre que celui du côte

malade; quelquefois tous deux étaient égaux ; et
cependant la voussure était nette. Le cyrtomètre a
fini par être abandonné même de son inventeur qui
ne le défend plus guère que pour la forme. Il préfère
aux données du cyrtomètre celles que fournit l'étude
du périmètre général du thorax (1).

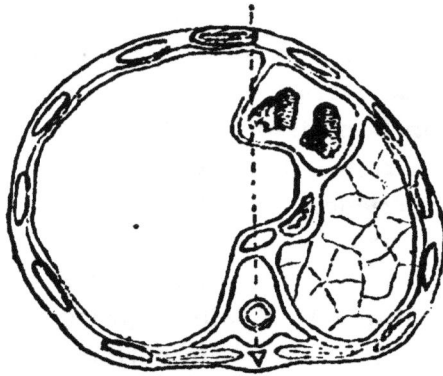

Si l'on veut bien jeter un coup d'œil sur la planche
ci-contre, on verra facilement qu'il y a erreur à considérer comme absolument liés l'un à l'autre et
comme proportionnels, la voussure thoracique,
d'une part, et l'agrandissement du demi-périmètre
thoracique, de l'autre.

Ce dessin représente une coupe du thorax obtenue après la solidification d'une certaine quantité
de plâtre délayé dans de l'eau et injecté dans la

1 Woillez, traité clinique des maladies aigues des organes respiratoires.

cavité pleurale gauche. J'avais soin pour faire des injections de ce genre de gâcher le plâtre assez clair de manière à ce qu'il ne prît qu'au bout d'un temps un peu long. Le refoulement du cœur et du médiastin tout entier sur lequel je reviendrai tout à l'heure, est poussé comme on le voit à un point considérable. Le côté sain du thorax est envahi dans une certaine étendue. Mais il faut surtout noter ici un phénomène curieux, je veux parler du déjettement du sternum vers le côté malade. Comme on le voit sur la figure la partie moyenne de cet os ne se trouve plus en face de la colonne vertébrale, le sternum s'est transporté en masse du côté où siège l'épanchement.

On peut sur le cadavre s'assurer de ce transport du sternum par un autre procédé : Plantez sur la ligne médiane 3 petites tiges de fer, l'une à sa partie supérieure, l'autre à sa partie moyenne et la troisième à la base de l'appendice xyphoïde ; mettez sur l'alignement de ces tiges deux cordons verticaux situés l'un vers les pieds du sujet et l'autre vers la tête ; les choses étant ainsi disposées, injectez de l'eau dans la cavité pleurale : vous verrez, à mesure que vous introduirez des quantités plus considérables de liquide, vos tiges quitter l'alignement et marcher vers la portion injectée du thorax. Chacune d'elles s'éloigne d'autant plus de sa position primitive qu'elle est plus inférieure. Avec une injection de 4 litres, celle qui est plantée sur la base de l'appendice xyphoïde se déplace aisément de 4 à 5 centimètres ; celle qui occupe la partie supérieure du sternum gagne environ deux centimètres. Il n'est pas besoin d'injecter de grandes quantités de liquide pour que ces mouvements commencent à se produire. Dans le cas figuré plus haut j'avais injecté près de 4 litres d'eau plâtrée.

En même temps que le sternum est ainsi déjeté, la portion cartilagineuse des côtes, bombe et s'arrondit du côté malade, tandis que de l'autre côté elle s'aplatit de plus en plus à mesure que le sternum s'éloigne davantage de la ligne médiane.

Ces modifications de la cage thoracique peuvent produire à elles seules une asymétrie très-marquée et donner soit à l'œil, soit aux mains qui embrassent les deux côtés du thorax, la notion d'une voussure très-réelle. Dans ce cas la voussure ne serait pas formée précisément par le développement de la moitié du thorax où siége l'épanchement, l'autre côté conservant sa forme normale ; elle serait plutôt le résultat d'un mouvement subi à la fois par toutes les parties de la cage thoracique qui se porteraient d'ensemble dans le sens du mamelon qui répond à l'épanchement.

On comprend facilement que si ces modifications existaient seules, la mensuration pratiquée, comme on le fait, avec le cyrtomètre, en partant de la base de l'appendice xyphoïde pour aboutir aux apophyses épineuses de la colonne vertébrale, ne pourrait jamais faire constater la moindre augmentation dans le demi-périmètre du thorax au niveau de l'épan-

chement. Mais un autre mouvement, le relèvement
de la portion externe des côtes ne manque guère
dans les grands épanchements. Il entre pour sa part
dans la production de la voussure; il peut même,
sans aucun doute, jouer à ce point de vue le rôle
le plus important pour les parties inférieures du
thorax au niveau des fausses côtes. Celles-ci obéis-
sent facilement aux pressions excentriques produites par les épanchements. Ce relèvement de la
portion convexe des côtes a pour résultat un accroissement réel dans la longueur du demi-périmètre
thoracique pour le côté malade. Cet accroissement
peut toujours être constaté par le cyrtomètre; malheureusement il n'est jamais très-prononcé. Puis,
lorsque dans un côté de la poitrine existe un épanchement capable d'exercer sur les parois qui le
contiennent une pression considérable, cette pression agit sur l'autre côté à travers le médiastin, au
moins dans une certaine mesure; elle y provoque
aussi, quoique à un moindre degré sans doute, le
relèvement de la portion convexe des côtes et l'élar-
gissement des espaces intercostaux. Le périmètre
du côté malade peut dans ce cas avoir subi une augmentation assez notable et cependant la mensuration
ne donnera presque aucun renseignement. C'est que
l'on aura pris pour terme de comparaison le côté
sain que l'on suppose resté à l'état normal, alors qu'il
s'est dilaté lui-même, dans une certaine proportion.

Pour obtenir sur le cadavre les résultats que m'ont
fournis les injections intra-pleurales, il faut être

tombé sur un sujet dont les poumons soient à peu
près libres d'adhérences.

Les conditions mécaniques de la déformation du
thorax par transport du sternum, sont faciles à
concevoir. Le liquide de l'épanchement, par le fait
de sa tension, exerce dans tous les sens un effort
dont l'intensité est la même partout. La solidité
des parties postero-internes de la cage thoracique
oppose un obstacle efficace à cet effort ; les parties
antérieures plus mobiles cèdent seules.

Je ne me dissimule pas que ce point de physiologie pathologique demande de nouvelles recherches.
Peut-être trouvera-t-il quelque application plus
tard. Il paraît devoir servir à expliquer et la formation plus facile des grandes voussures chez les jeunes
sujets et la tolérance plus facile chez eux des épanchements abondants.

L'abaissement du diaphragme, sous l'influence de
la pression intra-thoracique déterminée par un
épanchement, est trop connue dans ses effets pour
qu'il soit utile d'insister. On sait comment le foie
et la rate peuvent être refoulés profondément dans
l'abdomen. Chez les malades debout, la tension qui
résulte de la résistance des parois élastiques du
thorax, s'augmente du poids du liquide qui presse
sur le diaphragme ; mais même dans le décubitus
dorsal, il est facile de constater des abaissements
considérables du foie qui dépendent de la seule tension intra-pleurale.

Le refoulement du médiastin mérite de nous

arrêter plus longtemps. Il a toujours été admis
dans une certaine mesure ; on pensait même autrefois et l'on enseignait, au dire de Richerand (1), que
le médiastin était assez mobile dans sa totalité,
pour pouvoir être refoulé considérablement du côté
sain lorsque un épanchement pesait sur lui. On
croyait que si les pleurétiques se couchent sur le
côté malade, c'est précisément pour éviter cet effet
du poids de l'épanchement. Richerand combattit
cette opinion, et apporta à l'appui de son dire des
expériences cadavériques qu'il résume de la sorte ;
« J'injectais dans la cavité pleurale depuis une
« jusqu'à trois pintes de liquide ; j'ouvrais ensuite
« avec précaution le côté opposé de la poitrine : les
« côtes enlevées et le poumon déplacé permettaient
« de voir distinctement la cloison du médiastin,
« tendue de la colonne vertébrale au sternum, et
« supportant sans céder le poids du liquide, quelle
« que fût la position dans laquelle les cadavres fussent
« placés. C'est donc, ajoute Richerand, bien évidem-
« ment pour ne pas empêcher la dilatation de la
« portion saine de l'appareil respiratoire, dont une
« partie est déjà condamnée à l'inaction, que les
« malades, dans les épanchements thoraciques, se
« couchent sur le côté même de l'épanchement. »

L'idée de Richerand, en ce qui touche au mode
de décubitus dans la pleurésie, était trop exacte

---

(1) Richerand. Nosal. chir. t. III, p. 275.

pour ne pas être acceptée. Mais il y a beaucoup
à dire au sujet de ses expériences. Je suis obligé
pour ma part d'en contester presque absolument
les résultats.

Les grands épanchements font subir au médiastin des mouvements considérables. Les déplace-
ments du cœur sont faciles à constater ; mais le
refoulement des organes qui constituent le médiastin postérieur, ne peut être reconnu sur le vivant
par aucun moyen physique. L'examen des moules
d'épanchement obtenus par l'injection de matières
solidifiables dans la cavité pleurale fournit heureusement des renseignements très-instructifs.
Voyons successivement ce que l'on peut constater
en fait de refoulement du côté du médiastin antérieur et du côté du médiastin postérieur.

a. — *Médiastin antérieur.* — Le cœur, dans
toute pleurésie abondante, est fortement porté
du côté opposé à l'épanchement ; sa pointe a pu
être trouvée presque dans un point quelconque de
la surface antérieure du thorax. On l'a senti battre
quelquefois jusque dans l'aisselle droite.

Dans les épanchements du côté droit, le cœur
subit aussi des refoulements considérables, mais
la pointe atteint plus aisément ici la paroi latérale
dont elle est très-rapprochée.

Le déplacement du cœur ne consiste pas seulement dans un transport de sa partie libre, de sa
pointe. Le pédicule vasculaire tout entier est transporté vers le côté sain. Le cœur subit de plus un

mouvement de rotation sur son grand axe, de telle
sorte que, pour les épanchements du côté gauche
en particulier, dans lesquels j'ai bien pu constater
ce fait, le ventricule droit tend à devenir d'antérieur
qu'il était, tout à fait interne et même un peu
postérieur.

La trachée et la crosse de l'aorte, le pédicule
pulmonaire sur lequel le poumon s'est affaissé
lorsqu'il n'existait pas d'adhérences préalables, se
transportent d'ensemble avec le cœur vers le côté
sain. L'épanchement empiète sur le côté opposé de
la poitrine par ce refoulement du médiastin antérieur; il ne se borne donc pas à comprimer le poumon du côté malade; il comprime aussi dans une
certaine mesure le poumon du côté sain.

b. — *Le médiastin postérieur* doit subir certainement, dans les épanchements considérables et rapidement formés, un effort auquel il ne résiste point.
— Toutes les fois que l'on injecte de l'eau plâtrée
dans une des cavités pleurales, (il importe peu que
ce soit la droite ou la gauche), on voit sur des coupes
faites après solidification que le liquide injecté s'est
insinué au devant de la colonne vertébrale et
de l'aorte thoracique, derrière le pédicule pulmonaire. Une sorte de bourrelet épais en continuité avec la masse qui constitue le moule de l'é-
panchement refoule soit à droite soit à gauche,
suivant le siége de l'injection, l'œsophage dont le
calibre, sur les pièces que j'ai pu examiner, se
trouvait tout à fait effacé. On s'explique facilement

par ce fait la dysphagie que Damoiseau a notée dans un cas de pleurésie avec épanchement abondant.

Il est probable que chez les malades la poussée sur le médiastin postérieur n'est pas absolument comparable à celle que l'on produit expérimentalement sur le cadavre. La différence ne doit pas tenir principalement à la quantité de l'épanchement, car dans les expériences dont je parle, je n'ai jamais injecté que trois ou quatre litres, au plus, et des épanchements de trois à quatre litres, sans être absolument fréquents, se rencontrent encore assez souvent. Ce qui imprime à l'épanchement produit sur le vivant un caractère tout particulier, c'es la lenteur plus ou moins grande de sa production. Lorsque le liquide s'accumule peu à peu dans la plèvre, l'élasticité de la loge pulmonaire semble diminuer graduellement, de telle sorte que, pour les épanchements ainsi formés, la tension intérieure peut être moindre que pour d'autres beaucoup moins abondants mais développés avec une rapidité plus grande.

Les organes qui constituent le médiastin, sont donc jetés hors de leur position naturelle. Leurs conditions physiques et mécaniques sont en même temps modifiées d'une façon très-grave: à l'état normal ils se trouvaient plongés dans une sorte de vide relatif; maintenant au contraire, ils participent plus ou moins complétement à la pression intra-pleurale. Le poumon qui est resté sain tend, bien à maintenir dans le médiastin l'aspiration thoracique et peut être y parvient-il dans les épanchements modérés; mais pour les épanchements généraux, abondants et surtout rapidement formés, il est incapable d'arriver à ce résultat.

C'est dans ce cas que l'on voit se montrer des accidents qui indiquent une gêne extrême de la respiration et de la circulation : La cyanose des lèvres et des extrémités digitales, le développement en masse de ces extrémités lorsque l'état asphyxique se prolonge, la fréquence, la petitesse et même la disparition complète du pouls, la bouffissure de la face, l'œdème, etc.

Attimont insiste avec beaucoup de raison (1) sur « la sédation immédiate de tous les accidents « fonctionnels préexistants, aussitôt après l'issue « d'une quantité même minime du liquide épan- « ché, » et il fournit de nombreuses observations à l'appui de son dire. Il est évident que l'existence de tous ces symptômes est sous la dépendance de la tension intra-pleurale, et que leur brusque atténuation s'explique très-bien par la brusque diminution de cette tension. Le Dr Douglas Powell (2) a observé un fait de ce genre bien curieux. Un homme atteint d'épanchement purulent à droite, et chez lequel on soupçonnait en même temps un anévrysme aor-

---

(1 Attimont. — *De la paracentèse dans la pleurésie purulente;* th inaugurale. Paris 1872, pages 7 et suivantes.
(2 Patholog. Society, 1870, vol. XX, p. 117.

tique, ne présentait ni pouls radial, ni pouls caro·
lidien du côté droit. Aussitôt après qu'on eut pra·
tiqué chez lui l'opération de l'empyème, le pouls
reparut dans ces deux artères. La pression exercée
par l'épanchement sur la poche anévrysmale, la·
quelle portait à la fois sur l'aorte et sur le tronc
innominé, avait déterminé cette disparition du
pouls.

Parmi les accidents qui paraissent tenir princi·
palement à la gêne de la circulation sanguine, et
surtout de la circulation veineuse, il faut signaler
particulièrement la coagulation du sang dans les
cavités cardiaques, et l'œdème partiel ou général.

L'œdème chez les pleurétiques, peut tenir à plu·
sieurs causes. Il n'est souvent que le résultat d'une
cachexie plus ou moins avancée ; mais souvent aussi
il relève seulement d'une cause mécanique. On
peut en effet le voir se former avec une rapidité
extrême sous l'œil de l'observateur dans des cir·
constances faciles à analyser, et disparaître, aussi
vite qu'il s'est montré, après la cessation des causes
qui l'ont produit.

Les grands œdèmes, comme ceux dont on trou·
vera un exemple dans l'observation 4, sont surtout
très-curieux : une pleurésie séreuse devient-elle
rapidement purulente? un kyste du foie se vide-t-
il dans la plèvre et détermine-t-il une pleurésie
suraigue? un épanchement purulent se putréfie-
t-il en donnant lieu à une abondante exhalation de
gaz? bref, par un procédé quelconque, une ten-

sion intra-thoracique considérable s'établit-elle ?
au milieu de symptômes qui caractérisent un
trouble sérieux dans la circulation : cyanose, refroidissement (voyez Obs. IV, p. 183); on voit
survenir, souvent en quelques heures un œdème
généralisé qui ne le cède en intensité à aucun
autre.

Ces grands œdèmes ne s'accompagnent point
d'albuminurie. Lorsqu'on vient à faire disparaître
la pression intra-thoracique par la thoracentèse, et
surtout par la pleurotomie, on peut suivre, pour
ainsi dire de l'œil, leur décroissance.

Deux ou trois jours suffisent presque toujours
pour qu'ils disparaissent complétement, sans que
d'ailleurs on ait à noter aucun phénomène particulier de diurèse. Il est clair que dans ce cas, l'obstacle à la circulation veineuse peut être seul invo-
qué comme cause productrice de l'accident que je
signale. Des œdèmes moins considérables peuvent,
bien entendu, se rencontrer sous, les mêmes influences, lorsque celles-ci sont moins énergiques
ou qu'elles se sont fait sentir moins brusquement.
Ils disparaissent d'ailleurs de la même façon.

*La formation de caillots dans les cavités cardia-
ques ou dans les gros troncs vasculaires du médiastin* au cours de la pleurésie, a été signalée par un
certain nombre d'observateurs. C'est un des méca-
nismes par lesquels on explique la mort subite ou
rapide dans cette maladie. Les observations qui se
rapportent à cette terminaison ne sont pas très-

communes. Peut-être le seraient-elles davantage, si les autopsies étaient faites, dans tous les cas, avec tout le soin désirable. Les plus dignes d'être signalées sont les observations de Daga (1), Négrié (2), Vallin (3), Feltz (4), Al. Renault (5), Chaillou (6), Vergely (7), Homolle (8). Enfin, nous publions nous-même un fait que M. Liouville a bien voulu nous communiquer, et qui est tout à fait instructif (voir Observat. V).

Dans tous les faits que j'indique, il existait un épanchement abondant, et qui avait, d'une façon évidente, causé des troubles sérieux de la respiration et de la circulation, par excès de pression intra-pleurale, très-vraisemblablement. Pour la moitié des cas, l'épanchement siégeait à droite, ce qui exclut toute prédisposition fâcheuse de la part du côté gauche, autant du moins, qu'on puisse en juger d'après un aussi petit nombre de faits.

Beaucoup d'auteurs ont pensé que les coagulations sanguines devaient tendre à se faire tout d'abord dans les portions de l'artère ou de la veine pulmonaire qui appartiennent au poumon comprimé. Là, en effet, le cours du sang est interrompu,

---

1 Daga, Gaz. des hôpitaer, 6 oct. 1861.
2 Négrié, thèse inaugurale, Paris 1861.
3 Vallin, Bulletin de la Soc. méd. des hôpitaux, 1869, p. 351.
4 Feltz, Gaz. des hôpitaux, 1870.
5 Al. Renault, Union médicale, 1871, p. 291.
6 Chaillou, Gaz. des hôpitaux, 1872, p. 111.
7 Vergely, Bordeaux médical, 1873, p. 172.
8 Homolle, rapportée dans Foucart, th. inaugurale. Paris 1875.

ce qui réalise une des meilleures conditions de la formation des caillots. L'examen des faits que nous possédons, ne vient pas à l'appui de cette opinion. Je ne connais qu'une observation dans laquelle on ait trouvé des coagulations isolées de l'artère pulmonaire, c'est celle de la thèse de Foucart. Dans ce cas, en effet, un caillot fibrineux, dense, mais non adhérent, emplissait toute la branche gauche de l'artère pulmonaire (il y avait dans la plèvre gauche environ trois litres de sérosité). A côté de ce caillot ancien, le cœur et le tronc de l'artère pulmonaire ne contenaient que des caillots récents. La mort paraissait due, dit l'auteur, à une syncope, ce que l'état graisseux du cœur rendait fort probable.

Presque toujours il semble que la coagulation sanguine ait commencé à se faire dans le cœur. Souvent elle n'existe que là. Elle peut siéger dans le cœur gauche ou dans le cœur droit ; mais bien plus souvent dans ce dernier.

Dans le cœur droit on voit, à l'autopsie, des caillots diversement disposés, mais qui, généralement sont implantés solidement sur la surface interne du cœur, au moyen de prolongements qui pénètrent entre les colonnes de l'auricule, de l'oreillette ou du ventricule.

Le caillot, dans une des observations de M. Daga, occupait seulement l'oreillette droite ; il offrait à sa partie supérieure, deux prolongements mamelonnés engagés dans les orifices veineux ; à son extrémité inférieure, on remarquait deux appendices irréguliers, plus minces et allongés, plongeant dans le ventricule droit.

Le plus souvent, le caillot occupe à la fois l'oreillette et le ventricule. Il s'allonge en remontant dans l'infundibulum de l'artère pulmonaire; il peut s'arrêter au niveau des valvules sigmoïdes (cas de Vergely), ou se prolonger de quelques centimètres au delà (cas de Liouville). Il va beaucoup plus loin d'autres fois et, par exemple, se prolonge jusque dans les secondes divisions de l'artère pulmonaire (2e fait de Daga) ou même au delà.

Existe-t-il un fait qui démontre qu'à un certain moment, les caillots de l'artère pulmonaire peuvent se déplacer et obturer totalement le champ circulatoire qu'ils diminuaient seulement? Non, quoi qu'en ait dit M. Feltz. Les deux observations citées par Négrié, de volumineux caillots emboliques, libres dans la cavité cardiaque, ne se rapportent pas du tout à des faits de ce genre. Dans l'une, qui avait été prise en 1862, à la Pitié, chez M. Empis, le caillot qui remplissait le cœur venait de la saphène. Dans l'autre (Blachez, *Union méd.*, 1862, p. 213), l'origine du caillot est inconnue.

Pour les caillots sanguins qui peuvent se former dans le cœur gauche, il faut citer une seconde fois le cas de M. Vergely. En même temps que le cœur droit renfermait la concrétion fibrineuse dont nous avons parlé, on voyait à gauche un caillot cylindrique, fortement adhérent à la pointe du cœur;

excepté par son pied, il était libre d'adhérences dans toute son étendue.

C'est vraisemblablement à des caillots de cette nature développés dans le cœur gauche, et qui l'ont brusquement abandonné, qu'il faut attribuer la production des accidents dont M. Vallin a donné une bonne description à la Société médicale des hôpitaux. Il avait observé, chez un jeune soldat de 22 ans, atteint d'une pleurésie très-abondante, la production d'accidents apoplectiformes après lesquels le malade resta hémiplégique. En même temps que ces phénomènes s'observaient, on notait la formation rapide d'une petite escarre gangréneuse à la plante du pied droit.

A l'autopsie, on trouva dans le cerveau un foyer de ramollissement correspondant au noyau inférieur du cops strié. Les grosses artères du cercle de Willis étaient saines, ainsi que tout le reste du système artériel. Seule la branche moyenne de l'artère sylvienne était obstruée par une matière compacte couleur de cire.

M. Vallin pensa, avec raison, que le ramollissement était consécutif à une embolie, de même que la petite escarre plantaire. Quant au point de départ de l'embolus, il pouvait être placé, croyait-il, soit dans le cœur lui-même, soit dans quelque veine pulmonaire. Le ralentissement du cours du sang, sous l'influence de la torsion de l'aorte, ou de la déviation du cœur, l'augmentation de la fibrine dans le sang, avaient pu, selon lui, favoriser dans

3

l'auricule, l'oreillette ou le ventricule gauche, la formation de quelque petit caillot.

A la suite de ce fait, M. Vallin rappelait un cas de Potain (*Bull. de la Soc. anat.*, 1861), dans lequel une femme âgée fut prise, au cours d'une pleurésie aiguë, d'une hémiplégie subite. Elle succomba au bout de vingt-quatre heures, et on trouva, à l'autopsie, des caillots anciens dans le cœur gauche.

Enfin une troisième observation, tout à fait analogue à celle qu'il publie, mais dont la partie anatomique a été un peu négligée, a été découverte par M. Vallin dans le *Army medical report* pour 1859 (Dr Robinson).

Il s'agit dans ces trois cas, rien n'est plus clair, de petites concrétions sanguines qui se sont trouvées entraînées dans le système artériel. On a émis l'opinion que ces corps migrateurs pouvaient provenir des veines pulmonaires encombrées par une thrombose plus ou moins ancienne. Mais aucun fait ne vient directement à l'appui de cette idée. Au contraire, nous voyons que le cœur gauche peut, comme le droit, devenir le siège de dépôts fibrineux plus ou moins abondants (Vergely. — Potain). Il est probable que, dans le cas de Vallin et du Dr Robinson, l'embolie n'avait pas une autre origine.

La formation des caillots fibrineux dans le cœur se comprend aisément. Cet organe est soumis, par le fait des grands épanchements, à une compression qui peut être considérable. L'ondée sanguine four-

nie par chaque ventricule dans la systole devient,
quand cette compression augmente, de plus en plus
petite. Ce fait est dû surtout à l'obstacle apporté
au cours du sang veineux dans le cœur droit. Le
cœur gauche, alors même qu'il n'éprouverait pas
directement les effets de la compression, en ressen-
tirait le contre-coup; car il ne peut envoyer dans
l'aorte, à chaque contraction, qu'une quantité de
sang justement égale à celle que chaque systole du
ventricule droit lance dans l'artère pulmonaire. Le
cœur se contracte donc mal, faiblement, sur des
masses de sang trop petites. Il en résulte une stase
relative dans les recoins du cœur, au fond de l'auricule et dans les petites cavités que limitent les colonnes charnues de l'oreillette ou du ventricule.
Sous l'influence de cette stagnation, le sang, souvent disposé déjà à la coagulation par l'inopexie,
laisse déposer de petites concrétions fibrineuses
dont le sort ultérieur varie suivant les cas.

*De la disparition de la pression intra-thoracique
après la ponction aspiratrice dans les épanchements.*

Lorsque l'on soustrait de la cavité pleurale une
certaine quantité de liquide, au moyen d'un appareil à aspiration, on peut arriver très-probablement
non seulement à faire disparaître l'excès de pression
qui s'y trouvait, mais encore à y créer à nouveau,
une pression négative. L'effort de l'appareil aspi-

rateur, en s'exerçant à l'intérieur de la cavité pleurale, bande en quelque sorte l'élasticité de ses parois. L'abaissement de la pression dans cette cavité est en proportion de l'état de tension dans lequel ces parois sont ainsi mises. Lorsque le poumon peut céder facilement sous l'effort de la pression atmosphérique, il se laisse dilater, enfoncer dans la cavité pleurale ; il la remplit, du moins en partie, et l'on doit voir disparaître assez vite l'exagération de la tension négative qui avait suivi l'extraction du liquide. Il est bien entendu que je raisonne ici à priori, sans avoir pour moi l'autorité des faits observés. Mais peut-il en être autrement ? Ne semble-t-il pas évident qu'après la déplétion du thorax, les douleurs extrêmes qui se montrent, et beaucoup d'autres accidents avec elles, sont sous la dépendance du déplissement forcé du poumon. Il y aura lieu de rechercher si les appareils aspirateurs ne sont pas capables de nuire dans certains cas, en exagérant beaucoup trop la pression négative intra-pleurale. Peut-être dans l'avenir trouvera-t-on intérêt à les munir d'un manomètre qui permette de constater le moment où cette pression négative atteint le degré encore indéterminé qu'il ne faut pas dépasser.

Lorsque, la pleurésie étant très-ancienne, le tissu du poumon a subi quelques altérations graves, ou bien lorsque la plèvre épaissie, surchargée de fausses membranes, oppose à la dilatation du poumon une résistance difficile à surmonter, la tension négative qui s'établit dans le thorax par l'aspira-

tion peut persister pendant longtemps. Un nouvel
épanchement liquide vient quelquefois la faire disparaître en comblant le vide relatif qui existait dans
la plèvre. Mais il peut arriver qu'au lieu d'un
épanchement liquide, il se fasse dans ce cas une
exhalation gazeuse qui constitue un véritable pneumothorax sans perforation.

Je sais que l'existence du pneumothorax sans
perforation est loin d'être acceptée par tout le
monde ; je crois pourtant que la question réduite
aux termes dans lesquels je la pose, peut être facilement résolue. J'ai réuni 7 observations de pleurésie purulente, dans lesquelles la paracentèse a été
suivie de la production de gaz dans la cavité pleurale au bout d'un temps assez court, (de quelques
heures à 5 ou 6 jours). Les observations (I et II) en
sont deux exemples. Dans tous les cas dont je parle,
la production des gaz a été consécutive à une déplétion du thorax. Elle n'a présenté aucun phénomène qui indiquât un rupture de la plèvre pulmonaire ; les gaz quand ils ont pu être étudiés étaient
putrides ; ils n'ont pas eu beaucoup de tendance à
disparaître spontanément. Je ne veux pas publier
ici ces divers faits afin de ne pas allonger indéfiniment ce travail. Ils feront prochainement l'objet d'un
mémoire particulier. Il faut pourtant faire remarquer en passant, que ce nombre de productions
spontanées de gaz après la paracentèse du thorax,
c'est-à-dire après la détente de la tension intra-
pleurale est relativement considérable. Tandis que

M. Boisseau n'a pu réunir que cinq observations certaines de pneumothorax spontané développé au cours de la pleurésie, mais en dehors de l'intervention de la déplétion thoracique (1), il est curieux de voir que nous possédons 7 cas de pneumothorax après la thoracentèse. La déplétion du thorax semble jouer ici un rôle important. Mais elle n'est pas seule en cause. La putréfaction du liquide, ou au moins sa fermentation à l'abri de l'air extérieur, (je ne veux pas entrer à ce propos dans des questions de doctrine), concourt pour sa part à la formation des gaz. Il ne faut d'ailleurs voir dans le développement de ce pneumothorax, qu'un exemple particulier d'un phénomène plus général. A la suite des ponctions pratiquées pour vider de grands kystes purulents, ou des abcès froids, des gaz formés de la même façon, se sont montrés souvent. On a surtout observé cet accident dans les kystes suppurés de l'ovaire.

J'ai cru intéressant de noter ces faits chemin faisant ; Ils ne se rapportent pas directement à la pleurotomie : ils devront être pourtant pris en considération, lorsqu'il s'agira de poser les indications de cette opération.

(1 Boisseau, du pneumothorax sans perforation, *Archives générales de Médecine*, 1863; — M. Boisseau cite bien douze observations; mais cinq seulement d'entre elles, de son propre avis, sont indiscutables.

CHAPITRE III.

DES PHÉNOMÈNES QUI S'OBSERVENT IMMÉDIATEMENT APRÈS L'OUVERTURE DE LA CAVITÉ PLEURALE.

On ne peut songer à pratiquer la pleurotomie, si l'on ne sait pas à quoi s'en tenir sur les effets que va produire subitement la pénétration de l'air dans la cavité pleurale. Des craintes chimériques, inspirées par des théories physiologiques erronnées, ont longtemps empêché les chirurgiens d'user de cette opération dans tous les cas où elle était nécessaire. Les notions que nous possédons aujourd'hui sont heureusement plus sûres que celles de nos devanciers.

Il faut étudier séparément : 1º les effets immédiats de l'ouverture de la poitrine chez l'homme sain, de quelque façon qu'elle ait été produite, et 2· les effets de cette même ouverture dans le cas où la cavité pleurale contient un épanchement quelconque.

§ 1. *Cavité pleurale et poumon sains.*

A l'état tout à fait normal, c'est-à-dire lorsqu'il s'agit d'un poumon parfaitement libre d'adhérences l'ouverture de la cavité pleurale est suivie de la rétraction immédiate de cet organe. Il revient sur son hile par le fait de son élasticité. L'air extérieur vient prendre la place qu'il laisse libre dans la cavité pleurale.

Notons d'abord que la vie persiste presque toujours, le poumon qui reste suffisant à la respiration. Ce premier fait général a reçu mille démonstrations. Les plaies de poitrine comptent parmi les plus communes.

Alors même qu'il n'existe aucune complication sérieuse, et la plaie fut-elle bornée à la paroi et à la plèvre pariétale, ce qui est infinimen rare dans les plaies accidentelles, il existe pendant les premières heures, une véritable anxiété respiratoire, qui résulte de la suppression du poumon rétracté et de la gène circulatoire causée par un afflux exagéré de sang dans la branche de l'artère pulmonaire destinée au poumon sain.

Dans le cas de pneumothorax par perforation du poumon qui s'observe chez les tuberculeux, ou en dehors de la tuberculose, des faits du même ordre ont été souvent notés. Ici encore la mort immédiate ne s'observe guère, à moins que le poumon resté seul ne soit le siège de lésions qui le rendent insuffisant. Une suffocation rapide, immédiate quelquefois, mais le plus souvent graduelle, entraine alors les malades.

La suffocation diminue rapidement d'intensité dans les cas heureux. Cette amélioration tient à plusieurs causes : tout d'abord à ce que le côté sain

apprend en quelque sorte à produire une ampliation plus grande du poumon qui reste et à suppléer
de mieux en mieux celui qui s'est rétracté. Puis,
avec le temps, l'état normal tend le plus souvent à
se rétablir graduellement par des procédés que je
n'ai pas à indiquer ici.

Il est intéressant de voir comment se comporte
le poumon rétracté sur son hile dans les moments
qui suivent l'ouverture de la cavité pleurale. Les
mouvements respiratoires de la cage thoracique et
du diaphragme continuent à produire à chaque
inspiration l'augmentation de capacité de la cavité
pleurale, à chaque expiration sa diminution. L'air
entre et sort sans cesse par l'ouverture du thorax.

Si l'on vient à fermer la plaie avec soin, n'importe comment, les mouvements respiratoires ne
produisent plus ce va et vient de gaz par la plaie.
L'air contenu dans la cavité pleurale ressent pour
tant leurs effets ; à chaque inspiration, sa tension diminue, elle augmente à chaque expiration.
Le poumon rétracté subit par suite à sa surface
externe des pressions alternativement fortes et
faibles, tandis que par sa surface bronchique il
supporte une pression toujours égale à celle de
l'atmosphère. Comme nous supposons que ce poumon est sain, il est certain qu'il va, grâce à son
élasticité, présenter sous ces influences, des alternatives de dilatation et de retrait plus ou moins
prononcées. Outre ces mouvements obligés, le
poumon rétracté en présente d'autres qu'il doit à

des causes accidentelles, aux divers efforts expiratoires, à la toux, etc. Chez l'homme sain, comme on sait, l'effort de l'expiration peut atteindre près de 1/3 d'atmosphère. Il est évidemment moindre lorsque la cavité pleurale ayant été ouverte, il ne peut être exercé que par un côté de la poitrine. Cependant il est encore capable alors, de donner aux gaz intra-pulmonaires une tension dont, je l'avoue, la mesure me manque. Quelle qu'elle soit, la pression de ces gaz se transmet par la trachée, du côté sain au coté malade, et il est incontestable qu'elle dilate dans une certaine mesure le poumon de ce coté.

C'est par ce mécanisme que se produit la hernie du poumon que l'on voit si souvent chez les animaux en expérience se faire et disparaître à chaque mouvement respiratoire violent. Cette hernie a été observée aussi chez l'homme assez fréquemment dans les plaies de poitrine. Elle se produit le plus souvent lorsque le corps vulnérant atteint le blessé dans le moment même où il faisait un assez violent effort ; blessure et hernie sont alors simultanées. Cependant on a pu la voir apparaître le 3e jour après la blessure, comme le rapporte Tulpius (1). C'est là un fait très-extraordinaire.

Dans un poumon qui subit les alternatives de dilatation et de rétrécissement qui viennent d'être

(1) Tulpius (observ. méd. lib. II, cap. 17.)

indiquées, la respiration peut-elle continuer à se faire au moins à un certain degré? Oui, sans aucun doute, si la circulation dans la branche de l'artère pulmonaire correspondan'e, continue elle-même dans une certaine proportion. Or il est facile de voir sur les animaux, que le poumon rétracté n'est pas exsangue. Si on le pique, sur un chien, au moment où il vient faire hernie à travers une plaie du thorax, on provoque assez facilement une hémorrhagie.

Il faut conclure de ces faits qu'après l'ouverture d'une cavité pleurale, l'air que le poumon resté libre expulse à chaque expiration et surtout à chaque effort un peu vif, produit dans le poumon rétracté un double effet, savoir : 1º une dilatation plus ou moins marquée, et 2º un échange respiratoire réel, quoique peu considérable sans doute. Ce dernier poumon respire par un procédé particulier, par refoulement expiratoire.

Il ne faut pas croire que ce mode de respiration soit tout à fait extraordinaire. Nombre d'animaux, et les oiseaux en particulier, en grande partie respirent par ce procédé.

Il est probable que chez l'homme ce phénomène s'observe plus souvent qu'on ne le croirait tout d'abord. Dans le cas de pleurésie abondante, et surtout dans les pleurésies doubles, l'aspiration thoracique manque souvent d'une façon à peu près complète, et les mouvements de dilatation du thorax ne la rétablissent que fort mal pour un instant. Par suite l'appel normal de l'air dans le thorax est presque impossible. Aussi voit-on dans ces cas la respiration se modifier beaucoup. L'expiration se termine par un effort plus ou moins considérable que l'on peut décomposer en deux temps: dans un premier temps la glotte reste fermée et l'air est refoulé profondément dans les ramuscules bronchiques; dans un second temps la glotte s'ouvre et l'air est expulsé avec un soupir en aussi grande quantité que possible, pour faire place à de l'air nouveau.

Il serait bon de savoir jusqu'à quel degré la suppression du jeu normal d'un poumon influence le fonctionnement de l'autre? Existe-il dans la branche de l'artère pulmonaire qui se distribue à l'organe resté libre une fluxion collatérale dont il faille tenir compte? Ce fait est probable; mais je ne sache pas qu'il ait été démontré directement.

Je ne sais rien non plus de particulier sur l'influence que peut avoir l'ouverture d'une cavité pleurale sur l'aspiration thoracique dans le médiastin. Les expériences sur le chien ne peuvent pas nous éclairer, car chez lui la séparation des deux plèvres existe à peine. Il est probable que chez l'homme le poumon qui reste sain maintient d'une manière presque complète la pression négative dans les organes de la cloison médiastine. Mais c'est un point qui demanderait peut-être aussi quelques recherches ultérieures.

Dans tous les développements qui précèdent nous avons supposé que la cavité pleurale ouverte était parfaitement perméable, que le poumon n'était retenu par aucune adhérence.

Il est clair que si des adhérences extrêmement étendues, presque totales, fixaient l'organe aux parois de sa loge, l'ouverture de la plèvre pariétale n'entraînerait presque aucune conséquence. L'air ne pénètrerait que dans une cavité fort limitée ou même ne pénètrerait pas du tout entre les feuillets pleuraux; le mécanisme de la respiration ne serait en aucune façon modifié par l'ouverture.

Des adhérences moins étendues pourront permettre un certain degré de rétraction du poumon; mais si elles sont un peu nombreuses, elles auront pour effet d'arrêter très-vite ce mouvement de retrait. Il est facile de concevoir théoriquement ce qui doit résulter de l'étendue et de la disposition variables de ces adhérences. L'observation clinique fournit un grand nombre de faits dans lesquels leur existence a produit les effets utiles que l'on pouvait en attendre.

§ 2. *La plèvre est le siège d'un épanchement.*

Lorsque le sac pleural renferme un épanchement un peu considérable, soit purement liquide, soit à la fois liquide et gazeux, les phénomènes qui suivent immédiatement la large ouverture de la cavité pleurale diffèrent complétement de ceux que nous avons notés dans le cas précédent.

Les épanchements de cette nature déterminent toujours, ainsi que je l'ai montré, l'existence d'une pression plus ou moins forte sur toute la surface de la cavité pleurale. Les principaux effets de cette pression sont l'abaissement du diaphragme, le refoulement du médiastin et le développement dans les cavités de cette cloison d'une tension positive à la place de la tension négative qui y règne à l'état normal, enfin la compression du poumon qui supporte l'épanchement.

Dès que la cavité pleurale est devenue béante, cette tension exagérée disparaît, et du coup sont supprimés ou atténués les phénomènes fâcheux que nous venons d'énumérer. Le diaphragme tend à reprendre sa forme normale; le cœur revient presque immédiatement dans sa place ordinaire.

Il faut remarquer surtout qu'après l'accès de l'air extérieur, la pression qui s'exerce sur le poumon est toujours moindre qu'elle n'était avant son ouverture. Loin donc d'exposer cet organe à s'aplatir davantage sur son hile, l'ouverture de la plèvre dans ce cas le met dans la possibilité d'obéir bien plus facilement aux diverses forces qui peuvent tendre à produire son expansion.

La lecture de presque toutes les observations montre que les malades sont immédiatement soulagés. Souvent ils déclarent que leur bien-être se prononce de plus en plus à mesure que l'écoulement des substances épanchées se fait au dehors.

Quelquefois cependant il survient des troubles

passagers ; une tendance à la syncope, une respiration un peu désordonnée, qui portent les chirurgiens à arrêter un instant cet écoulement. Ces accidents ne paraissent pas avoir acquis jamais la moindre gravité. Ils semblent résulter surtout des sensations nouvelles qu'éveille l'introductiou brusque de l'air dans la cavité pleurale. Ils disparaissent rapidement : je le répète d'ailleurs ces accidents manquent presque toujours.

Il n'y a rien de comparable là, comme on le voit aux accidents si sérieux que l'on a vu trop souvent survenir après la thoracentèse. Jamais dans la pleurotomie on n'observe l'œdème aigu du poumon qui paraît souvent causer la mort après l'aspiration des épanchements pleuraux. La chose s'explique facilement, car le déplissement forcé du poumon paraît être le point de départ de cet accident. Après l'ouverture large de la poitrine, les causes du déplissement forcé n'existent en aucune façon.

La diminution de la pression sur le médiastin, le rétablissement de l'aspiration thoracique et partant l'accès plus facile du sang veineux dans le cœur droit influent de la manière la plus heureuse sur la circulation générale. Le pouls qui était très-fréquent, mou, dépressible, se relève rapidement, mais il est remarquable que longtemps encore après l'ouverture de la poitrine il reste assez fréquent ainsi que M. Moutard Martin nous l'a souvent fait remarquer. La cyanose se dissipe souvent en quelques heures ; enfin dans l'espace de peu de jours, sans aucun phénomène particulier de diurèse, on voit disparaître ces œdèmes généralisés que j'ai rattachés à l'augmentation de la tension dans le système veineux. Dans notre observation IV tous ces curieux phénomènes ont évolué, comme on le verra, avec une extrême rapidité.

En résumé, la théorie et l'observation démontrent surabondamment que, dans les cas d'épanchement abondant, dans tous ceux où existe une tension intra-pleurale un peu marquée, l'ouverture du thorax modifie en bien, et en bien seulement, les fonctions circulatoire et respiratoire. Elle est incapable de déterminer la suffocation; loin de là, elle diminue presque toujours la dyspnée d'une façon notable, et cela instantanément.

CHAPITRE IV.

PHÉNOMÈNES SECONDAIRES OU ÉLOIGNÉS RÉSULTANT DE L'OUVERTURE DE LA CAVITÉ PLEURALE.

Après l'ouverture de la cavité pleurale, la plèvre peut suppurer ou non. De là un ensemble de phénomènes absolument différents d'un cas à l'autre.

L'ouverture simple par instrument tranchant, lorsqu'elle n'est accompagnée d'aucune complication, n'entraîne le plus souvent, après les phénomènes immédiats dont nous avons parlé, presque aucun trouble consécutif. La plaie extérieure se réunit rapidement. L'air enfermé dans la plèvre se résorbe, et le poumon revient vite à son état normal. Bien peu de plaies accidentelles de la poitrine réalisent ces conditions. Il est rare, en effet, que le poumon n'ait pas été atteint plus ou moins et que dès le premier moment, il ne se soit point produit un certain degré d'hémothorax. Cependant on trouve dans tous les recueils de chirurgie des observations de plaies de ce genre, dans lesquelles le poumon ayant été atteint sans doute, mais faiblement, la maladie s'est comportée comme dans les cas d'ouverture pure et simple de la plèvre.

Lorsqu'au lieu d'être linéaire la blessure qui at-

4

teint la paroi thoracique est étendue dans tous les
sens, de façon à constituer une perte de substance
véritable, les choses doivent se passer autrement.
Ici, en effet, l'ouverture la plèvre ne peut plus se
fermer; l'air, continuellement renouvelé, est sans
cesse en contact avec la cavité pleurale. Dans ce
cas il se développe toujours un certain degré d'inflammation pleurale. Jusqu'où peut aller cette inflammation? Sera-t-elle toujours susceptible d'arriver à la suppuration? Le petit nombre de faits
que l'on connaît, sans permettre de trancher la question d'une manière absolue, montre que l'on peut
espérer de voir les phénomènes inflammatoires
rester assez modérés. Chez un homme atteint
d'une tumeur maligne de la paroi thoracique,
Richerand ne craignit pas de pratiquer à cette
paroi une perte de substance considérable, qui
comprenait, sur une bonne longueur, deux côtes, et
un large lambeau de la plèvre. L'inflammation de la
plèvre qui survint après la production des phénomènes immédiats ordinaires (le poumon n'était
pas adhérent), resta modérée; elle ne se révéla
que par la production d'une sérosité abondante,
dont la production se tarit d'ailleurs rapidement.
Au bout d'un petit nombre de jours, le poumon
dilaté de nouveau, avait repris sa place. L'ouverture
thoracique s'était fermée presque complètement
dès les premiers jours par l'accolement à ses
bords d'une portion du péricarde et de la plèvre.
Elle s'oblitéra définitivement par le fait d'une ci-

catrice à la formation de laquelle ces dernières
parties prirent part.

Nous publions (Observ. VII) une observation presque semblable, que nous devons à l'obligeance de
M. le Dʳ Labbé. Un homme affecté d'un cancroïde
de la paroi thoracique, subit au niveau de sa tumeur
des applications caustiques. La plèvre fut atteinte
dans une des cautérisations et comprise dans l'escarre. L'air entrait dans la poitrine et sortait librement par l'ouverture de la cavité pleurale. Il n'y eut
pas d'accidents très-notables. D'abord pas d'accidents immédiats au moment de la chute de l'escarre,
et cela se conçoit, il y avait un épanchement abondant qui comprimait le poumon. L'ouverture de la
cavité thoracique ne put qu'amener le soulagement du malade. Il n'y eut pas davantage d'accidents consécutifs. L'ouverture persista près d'un
mois; elle ne donna jamais issue qu'à un écoulement séreux. Les progrès de la cicatrisation finirent
par amener son oblitération.

Je suis loin de croire que dans tous les cas on
puisse espérer que les choses se passeront aussi simplement. Il est probable que l'on observerait souvent
ici au bout de quelque temps une inflammation
suppurative. Dans les expériences que j'ai pu faire
chez le chien, la suppuration, lorsque l'animal
survivait assez longtemps, existait toujours. Mais
il faut tenir compte de ce que dans ce cas l'animal
est abandonné à lui-même sans pansement, dans
un local généralement malsain.

Ces grandes ouvertures de la plèvre, avec perte de substance de la paroi, peuvent s'observer à la guerre, mais elle s'accompagnent alors de désordres considérables du côté des organes intra-thoraciques et du côté de la paroi elle-même. Aussi faut-il s'attendre à leur trouver une physionomie bien différente.

Les plaies accidentelles de la poitrine atteignent, d'une manière presque forcée, le poumon. Elles se compliquent par ce fait d'un hémothorax plus ou moins abondant et aussi d'une pneumothorax concomittant.

L'hémothorax, par lui-même, est toujours plus ou moins irritant pour la plèvre. Aussi s'augmente-t-il généralement d'un certain degré d'hydrothorax. Les épanchements hématiques ou hydrohématiques peuvent persister longtemps et se résorber peu à peu sans tendre à la purulence. L'air épanché avec le sang et la sérosité peut disparaître lui-même comme ces liquides sans produire sur eux les effets fâcheux qu'on lui avait de tout temps attribués.

L'innocuité de l'air injecté dans la cavité pleurale ne saurait être admise d'une façon absolue. A la vérité, dans les pleurésies séreuses, sa présence ne paraît pas avoir eu souvent une influence considérable. Les phénomènes de suppuration pleurale qui suivent si fréquemment la rupture d'une caverne me paraissent en particulier devoir être attribués surtout à ce que des produits purulents et putrides sont versés dans la plèvre au moment de la rupture. La persistance d'une fistule pleuro-bronchique chez un tuberculeux amènera presque nécessairement de graves accidents en assurant aux produits continuellement fournis par le poumon une voie de déversement dans la cavité pleurale. On comprend très-bien au contraire qu'une rupture pulmonaire peu étendue et qui se ferme de bonne heure, puisse n'avoir que peu d'action sur la sécrétion pleurale. J'ai vu dans le service de M. Matice une malade tuberculeuse, qui atteinte d'hydropneumothorax, conserva pendant plusieurs mois, malgré des ponctions répétées, un épanchement séreux. Mon collègue et ami Landouzy m'a montré à Beaujon, dans le service de M. Axenfeld, un fait du même genre. La 1re et la 4e observation de Marais ont trait à des cas semblables (1).

Ces données sur l'innocuité de l'air introduit dans la cavité pleurale ne peuvent pas être étendues des cas précédents aux faits dans lesquels un épanchement sanguin ou purulent occupe cette cavité.

Les épanchements sanguins ou purulents, même lorsqu'ils sont maintenus, semble-t-il, hors du contact de l'air, deviennent, souvent en très-peu de temps le siége de transformations putrides. Des fausses membranes en quantité plus ou moins

---

1. Marais, thèse inaugurale. Paris, 1817. *Sur les bruits auscultaux du pneumothorax.*

grandes, des lambeaux détachés du poumon participent à ces transformations et les accélèrent. Des
gaz fétides se forment fréquemment. Ces phénomènes se produisent d'une façon presque fatale,
lorsque la cavité pleurale est largement ouverte.
L'air avec ses germes, l'humidité, la chaleur, ces
trois grands facteurs de toute putréfaction ne sont
nulle part aussi bien réunis que là, au contact de
substances aussi putrescibles.

A mesure que la putréfaction s'empare des substances épanchées dans la plèvre, les produits qui
résultent de son développement irritent cette membrane. Une suppuration abondante suit cette irri-
tation, et à son tour le pus nouvellement formé
se putréfie bientôt. Ainsi, par une sorte d'en-
chaînement fatal, les liquides secrétés et altérés
presque aussitôt, sollicitent toujours la formation
de matériaux semblables à eux. De là une cause
d'épuisement rapide.

Mais les substances putréfiées ne se bornent pas
à irriter la membrane qui les contient ; elles donnent
naissance à des produits délétères qui sont absorbés
en abondance sur toute la surface pleurale, et qui
deviennent le point de départ d'un grand nombre
de symptômes généraux dont l'ensemble constitue
cette *Infection putride* qui domine l'histoire de la
Pleurotomie.

Infection putride, ou septicémie, consécutive à l'ouverture de la cavité pleurale.

Après la large ouverture de la plèvre chez un homme atteint de pleurésie purulente soit primitive, soit consécutive à une lésion quelconque, qu'il y ait ou non des gaz contenus dans la cavité pleurale, mais surtout si ces gaz existent, le premier effet que l'on observe est un mieux très-réel. Le malade était souvent sur le point de succomber au moment où on l'a opéré; il semble revivre. Cette période heureuse, ne tarde pas, *si le malade est abandonné à lui-même*, à être suivie par de fâcheux accidents, qui ont attiré de tout temps l'attention des observateurs.

Vers le 4e ou le 5e jour le plus souvent commence à se montrer le soir un peu de fièvre, précédée d'une légère sensation de froid. Le sommeil devient agité; le peu d'apétit qui avait pu reparaitre après l'ouverture de la poitrine se perd; les selles sont liquides. Bientôt des vomissements surviennent et une diarrhée colliquative s'établit. En même temps on observe que le pus fourni par la plèvre devient rare, qu'il prend une odeur fétide, et qu'il noircit les instruments d'argent. Tous les symptômes peuvent acquérir une violence extrême et constituer des cas véritablement aigus. Le plus souvent ils persistent avec une intensité modérée.

toujours à peu près égale. Le malade placé dans ces conditions, maigrit rapidement, s'affaiblit sans cesse sous l'influence surtout de la diarrhée et de sueurs profuses qui manquent rarement. Sa face devient terreuse; enfin, il est pris d'un délire tranquille au milieu duquel il succombe.

Telle est la terminaison d'un nombre infini d'empyèmes opérés. La mort n'arrive jamais, pour ainsi dire, que par ce procédé. Ou les malades guérissent, ou la septicémie les enlève à une époque plus ou moins éloignée de l'opération.

Les phénomènes sont les mêmes, que la pleurésie purulente soit chronique, qu'elle soit aiguë ou traumatique. Ils offrent seulement, dans ces dernières, une plus grande intensité, comme on le voit, par exemple, après les plaies de poitrine par instruments tranchants, ou par armes à feu.

Ces résultats malheureux de l'ouverture de la poitrine n'étaient que trop connus des observateurs de tous les temps. La certitude qu'ils avaient de les produire les a souvent éloignés de pratiquer la pleurotomie. Ils ne connaissaient pas très-bien la nature et la cause des accidents qu'ils redoutaient si fort; Ils ne savaient pas surtout qu'il ne dépendait que d'eux-mêmes de les faire disparaître en fort peu de temps.

Il est inutile d'insister sur ce que l'on entend par infection putride ou septicémie. Tout le monde sait qu'à la surface des vastes plaies ou des cavités suppurantes, il se produit certains principes mal connus, qui sont susceptibles d'être absorbés, et qui, portés dans la circulation, provoquent les accidents variés qui constituent l'hecticité. Je me garderai bien de me lancer dans la discussion des théories qui ont été présentées dans le courant des discussions académiques de 1869 et 1871. Ces débats n'ont pas apporté de grandes lumières sur la question de l'infecti putride,on et, en particulier, ils n'ont pas établi clairement le lien de parenté qui, suivant quelques chirurgiens, existerait entre l'infection putride et l'infection purulente.

On est généralement d'accord sur un point, quoi qu'on pense sur le reste, c'est que, dans l'infection purulente, il y a, de plus que dans l'infection putride, une sorte de fait brutal, le transport à travers les canaux sanguins, d'un corps migrateur dont la nature et l'origine sont, il est vrai, mal déterminés. Chose curieuse! le terrain classique de la septicémie, la cavité pleurale, ne devient jamais le point de départ de l'infection purulente.

La septicémie suppose une décomposition et une fermentation préalables à l'absorption. Il faut que ces phénomènes aient pour théâtre des plaies d'une certaine étendue. Elle se produit dans sa forme la plus nette, lorsqu'il existe de vastes cavités suppurantes, comme la cavité pleurale, comme les abcès migrateurs ou les abcès froids. A la suite des altérations que le pus subit, lorsque de grandes cavités de cette espèce ont été mises en communication avec l'air extérieur, on peut voir se produire des

phénomènes de résorption d'une violence extrême,
et capables d'entraîner la mort au bout d'un très-
petit nombre de jours. Ce sont des frissons répétés,
une fièvre intense, des vomissements, une diarrhée
incoercible, des sueurs profuses. Les malades qui
présentent ces symptômes peuvent tomber rapidement dans un collapsus complet, bientôt suivi de
mort. Tout violents qu'ils sont, ces symptômes ne
sont que la reproduction, à un degré plus considérable, des phénomènes ordinaires de l'infection putride. Et ce qu'il y a de remarquable, c'est que ces
accidents, si graves, tout aussi bien que les plus
légers, sont immédiatement diminués, on pourrait presque dire supprimés, par des soins conve-
nables.

Quelle que soit leur gravité, il suffit d'ouvrir
plus largement le foyer et d'y faire des lavages répétés. On rend, de la sorte, à la santé presque immédiatement, un malade qui pouvait avoir une
dyspnée très-marquée, la face grippée, le pouls à
140, la peau couverte d'une sueur froide, etc.

Il est heureux, en somme, de n'avoir à lutter que
contre des accidents de cette espèce et, à ce point
de vue, le chirurgien peut rester dans une sécurité
absolue. Il n'existe pas un seul fait, à ma connaissance, d'infection purulente, avec abcès métastati-
ques, développée au cours du traitement par la
pleurotomie d'une pleurésie purulente.

Les grands abcès froids jouissent d'ailleurs,
comme on le sait, d'une pareille immunité. Il est

probable que des parois solides comme la plèvre ou la poche organisée depuis longtemps d'un abcès froid, présentent des conditions anatomiques, grâce auxquelles le développement ou la migration de l'embolus septicémique sont absolument impossibles.

Mais les théories que l'on peut former nous importent peu. Les faits peuvent ici se passer d'explication. Retenons, au point de vue qui nous occupe, ces deux conclusions capitales :

1° Jamais on ne voit survenir l'infection purulente au cours de la suppuration pleurale, quelle que soit la violence des accidents putrides qui se montrent.

2° La septicémie, c'est-à-dire un état facile à combattre, expose seule les malades à de sérieux dangers.

Ce sont là des vérités qu'il faut bien connaitre. Le médecin doit savoir qu'après la pleurotomie, il sera toujours capable d'arrêter, d'une façon absolue, la complication à laquelle succombent presque tous les malades, lorsqu'ils ne reçoivent pas les soins qui leur sont nécessaires.

CHAPITRE V.

DU PROCÉDÉ SUIVANT LEQUEL S'ÉTABLIT LA GUÉRISON APRÈS L'OUVERTURE DE LA CAVITÉ PLEURALE.

Lorsqu'un épanchement ancien ou récent a été évacué, la guérison définitive ne peut être obtenue que par l'accolement des deux feuillets de la plèvre. Des liens conjonctifs plus ou moins serrés, dont la disposition est sous la dépendance des mouvements qui se produisent sans cesse au niveau de la paroi thoracique, unissent les surfaces opposées de ces deux feuillets. On a bien cité des cas dans lesquels aurait persisté une   é plus ou moins étendue, une sorte de kyste inoffensif que le malade aurait porté sans inconvénient jusqu'à la fin de sa vie (1). Mais ce sont là des faits tout à fait exceptionnels. D'une manière générale, après l'ouverture de la cavité pleurale en suppuration, l'oblitération de cette cavité doit se faire des parties les plus profondes vers la plaie extérieure, et il faut que cette dernière se cicatrise après tout le reste.

Pour que l'oblitération soit possible, il est nécessaire que la paroi pulmonaire et les parois costale et diaphragmatique soient amenées au voisinage

_____

(1 Lefaucheux *Journal général de médecine*. Tome XXI et Fréteau *Journal général de médecine*. Tome XLVII, page 137.

l'une de l'autre. Ce rapprochement est produit par
deux causes simultanées: la dilatation du poumon
d'une part, et d'autre part la diminution dans tous
les sens de la cavité pleurale.

§. 1. — *La dilatation du poumon.*

Aussitôt après l'ouverture de la cavité pleurale,
tend à se produire sous l'influence de causes dont
nous avons suffisamment parlé; la disparition de
la pression intra-pleurale et la pression en sens
inverse qui s'exerce normalement du côté de la
surface bronchique. Elle se fait d'une façon extrêmement variable, suivant les cas. Quelquefois insi-
gnifiante, elle peut d'autrefois aller assez loin pour
que l'organe recouvre rapidement son volume primitif. Son établissement dépend de plusieurs conditions, parmi lesquelles il faut surtout noter l'état
anatomique du tissu pulmonaire et celui de la
plèvre viscérale.

A. — *Influence que l'état du tissu pulmonaire peut
exercer sur sa dilatation.*

Les modifications que subit le tissu pulmonaire,
sous l'influence du voisinage d'un épanchement
purulent, sont de diverses sortes. Les unes, d'origine plus particulièrement mécanique, ont été si-

gnalées par de nombreux auteurs, et surtout par Laennec, Oulmont, Fœrster ; les autres, moins communes mais plus graves que les précédentes. ont été indiquées plus récemment ; elles paraissent dues à une propagation de l'inflammation pleurale à certaines parties constituantes du tissu pulmonaire.

L'aplatissement du poumon par le fait d'un épanchement un peu considérable a pour effet de transformer son tissu blanchâtre et léger en une masse rougeâtre, d'apparence charnue qui ne surnage pas dans l'eau. Dans cet état de carnification, le poumon conserve une solidité remarquable ; il ne se laisse pas écraser sous le doigt qui cherche à le pénétrer ; il ressemble beaucoup au poumon atélectasique du fœtus.

Tantôt la compression s'est exercée sur toute la surface pulmonaire. L'organe, dans ce cas est refoulé directement sur son hile ; toutes les parties sont modifiées au même degré ; tantôt, au contraire, des adhérences plus ou moins anciennes, en limitant la zône sur laquelle a pu se faire sentir l'effort de l'épanchement, ont, jusqu'à un certain point, mis à l'abri de la compression des parties plus ou moins étendues du poumon.

Il faut que l'épanchement pleural ait duré bien longtemps, ou que la pression qu'il détermine ait été bien forte, pour que les lésions dues à la compression arrivent à un degré extrême. Fœrster a décrit, dans un passage qu'Attimont reproduit dans sa

thèse, les divers états par lesquels passerait le poumon comprimé. Après une simple diminution de
volume qui n'exclurait pas la persistance d'une certaine quantité d'air dans les vésicules pulmonaires, on verrait se produire, dans deux périodes nouvelles, des lésions de plus en plus marquées. Tout
d'abord le poumon, complétement affaissé et revenu
à l'état fœtal, ne contient presque plus d'air, mais
présente une coloration rouge, due à ce que la circulation sanguine continue à y présenter une
grande activité. Dans cet état, les vésicules pulmonaires sont effacées plus ou moins complétement
ainsi que les petites bronches. On passe graduellement de cette première période à une seconde qui
se caractérise par l'anémie du tissu pulmonaire
et la disparition peut-être définitive d'une partie
des vésicules et des fines bronches.

Je voudrais pouvoir apporter ici des recherches
plus positives et dire en particulier ce que devient
la perméabilité de la vésicule pulmonaire. A
priori, il semble possible que les parois des vésicules et des bronches les plus fines, même lorsqu'elles sont tassées depuis longtemps et aplaties
l'une contre l'autre, puissent garder avec plus ou
moins de persistance, et peut-être indéfiniment
leur indépendance, comme elles le font dans les
poumons atélectasiques du fœtus. Mais c'est là une
simple supposition qu'appuient seulement, jusqu'à
un certain point, les faits de dilatation pulmonaire
consécutive, fournis par l'observation clinique.

L'étude anatomique de l'atélectasie par pression périphérique dans le cas d'épanchement, n'a jamais été faite, à ma connaissance, d'une façon comparative avec l'atélectasie fœtale. C'est un point qui mériterait d'être éclairci. Je me borne à le signaler.

Les faits cliniques montrent que des poumons comprimés depuis fort longtemps, parfois depuis des mois, peuvent se dilater rapidement ; lorsque vient à disparaitre l'épanchement qui les retenait. Ces faits sont assez communs après la thoracentèse; ils démontrent aussi de la façon la plus nette que le retour du poumon est en général d'autant plus facile que la compression exercée sur lui a été moins longue,

On a cherché à juger sur le cadavre par l'insufflation, du degré de perméabilité qui reste à un poumon comprimé depuis longtemps. Les expériences d'Oulmont sur ce sujet sont toujours citées et bien justement. Dans les cas qu'il examinait, il avait existé des pleurésies très-abondantes et très-anciennes, (3 mois — 6 mois — un an). Chaque fois, par une insufflation un peu vigoureuse, Oulmont doublait ou triplait le volume de la masse pulmonaire. Mais il observait que la dilatation du poumon ainsi produite, ne portait guère que sur des parties éloignées de l'épanchement, mises à l'abri de son action par leur position ou par des adhérences anciennes, sur des parties enfin qui ne continaient pas à « la fausse membrane dans laquelle est contenue l'épanchement. »

De ces faits, et d'autres expériences dans lesquelles on voyait le poumon du lapin refuser de se dilater au milieu d'une pleurésie aiguë et très-récente, lorsqu'il était entouré de fausses membranes, Oulmont concluait avec tous les médecins depuis Laennec que le principal obstacle à la dilatation du poumon se trouvait, non pas dans des lésions qu'aurait subies le tissu même de cet organe, mais plutôt dans les fausses membranes déposées à la surface de la plèvre; je dirai tout à l'heure ce qu'il faut penser de ces fausses membranes.

Lésions profondes que peut subir le poumon comprimé. Il serait à souhaiter que dans tous les cas le poumon comprimé par un épanchement ne subît pas d'autres transformations que la simple atélectasie dont j'ai parlé sans la décrire, je l'avoue, autant qu'il le faudrait. Malheureusement il se produit quelquefois des lésions autrement graves par lesquelles l'expansion du poumon se trouve plus sérieusement entravée : je veux parler de la formation d'une pneumonie interstitielle par suite de l'extension de l'inflammation pleurale au tissu pulmonaire lui-même. Ce fait signalé par Brouardel (1) mérite d'attirer l'attention. D'après cet observateur, le tissu conjonctif interlobulaire du poumon peut participer à l'inflammation du voisinage dans quelques cas. Il cite un fait où des lésions de cet

1 Brouardel, note sur la pneumonie interstitielle qui accompagne la pleurésie. *Bull. de la Soc. méd. des hôpitaux*, 1872.

ordre se produisirent très-rapidement. Il s'agit
d'un malade affecté de pleurésie double et qui succomba au treizième jour. Chez lui les lobes pulmonaires inférieurs étaient incapables de reprendre
par l'insufflation leur volume normal. Les lobules
atélectasiés étaient séparés par des cloisons dures
de tissu conjonctif qui tranchaient par leur rougeur
sur le fond pâli du tissu pulmonaire affaissé.

Cette affection est-elle constante dans une certaine mesure, ou seulement fréquente, ou rare? se
développe-t-elle à un moment particulier de la maladie? Les matériaux nous manquent pour ré-
soudre toutes ces questions ; je pense pour ma part
qu'il est douteux qu'elle se produise souvent. La
marche rapide qu'elle a présentée dans le cas de
M. Brouardel est probablement exceptionnelle
aussi.

Quoiqu'il en soit, la possibilité de cette pneumonie interstitielle doit être présente à l'esprit. Tout
aussi bien que la connaissance des lésions pleurales qui nous restent à étudier, elle peut servir à
expliquer les cas malheureux dans lesquels, soit
après la pleurotomie, soit même après la pleurocentèse, il ne se produit aucun mouvement d'expansion du côté des poumons.

B. — Influence que l'état de la plèvre viscérale peut exercer sur la dilatation des poumons. — Fausses membranes.

Si jamais doctrine a paru bien assise c'est celle de la fausse membrane dans l'empyème. Depuis de longues années, elle est reproduite religieusement dans les termes presque que Laennec et Delpech ont employés pour la caractériser. C'est la fausse membrane, pour beaucoup d'auteurs qui imprimerait à la pleurésie purulente sa marche particulière. On pensait que des produits, organisés à la surface de la plèvre mais presque complètement indépendants de celle-ci, englobaient l'épanchement à la façon d'une poche kystique. (Kyste pseudopleural; Delpech). C'était ce kyste, à travers lequel des cloisons flottantes peuvent se trouver tendues, qui s'opposait à la dilation du poumon. Heureusement il n'était pas toujours aussi développé, ni aussi solide du côté de la plèvre viscérale que du côté de la plèvre pariétale (Laennec). Les brides qui traversent sa cavité pouvaient concourir puissamment, par l'espèce de rétraction cicatricielle qu'elles subissent, à aplatir le thorax et à dilater le poumon, bref à produire la guérison après l'opération de l'empyème (Delpech).

Il est impossible d'admettre complètement aujourd'hui cette description. Dans certaines pleurésies, et notamment dans ces grands épanchements à marche insidieuse qui, venus lentement, se reproduisent d'une façon presque fatale après la thoracentèse et aboutissent, après un nombre plus ou moins considérable de ponctions, à un épanchement purulent, il est commun d'observer l'absence presque complète de tout dépôt fibrineux à la surface de la plèvre. Mon observation II fournit un exemple de ce genre. Ici l'opérateur n'a pas à craindre de voir son trocart bouché par quelques produits fibrineux, que la pleurésie soit encore séreuse, ou bien qu'elle soit déjà purulente.

Dans d'autres cas on peut voir survenir comme on sait, en fort peu de temps, d'abondants épanchements purulents, sans que la plèvre paraisse notablement altérée : ainsi dans les cas d'infection purulente ou de fièvre puerpérale. C'est pour des faits de ce genre que la théorie de Cohneim semble avoir été inventée.

Le plus souvent, quand la plèvre est le siége d'un épanchement, on peut observer à sa surface interne un dépôt fibrineux plus ou moins considérable qui prend lorsqu'il est assez épais, un aspect stratifié. Des feuillets de ce dépôt peuvent se détacher en partie des parois, flotter dans le liquide épanché, s'unir à des membranes pareilles venues d'un autre point, et en fin de compte, cloisonner plus ou moins complétement la cavité dans laquelle ils se sont formés, et constituer des masses arrondies ou irrégulières susceptibles de présenter le volume du poing et même davantage.

Ces dépôts fibrineux disparaissent rapidement après l'ouverture de la cavité pleurale, soit qu'ils subissent la régression granulo-graisseuse, soit qu'ils soient expulsés en masse dans leur état premier. Lorsque l'on examine avec soin la plèvre telle qu'elle se présente à l'autopsie des individus qui ont subi quelques jours, ou quelques semaines auparavant l'ouverture de la poitrine, on voit sans difficulté que les véritables lésions de cette membrane sont principalement les résultats d'une inflammation qui a porté sur la totalité de ses éléments.

Sa couche épithéliale subit les premières modifications ; mais sa trame propre ne tarde pas à participer au mouvement nutritif exagéré que produit toute inflammation. Plus même, le tissu cellulaire sous-pleural éprouve les mêmes effets. Cette couche se développe quelquefois, au point d'atteindre un centimètre et plus d'épaisseur. C'est par un mouvement du même ordre que les côtes deviennent si souvent le siége d'ostéophytes.

L'épaississement de la plèvre a été noté par bien des observateurs surtout à une époque récente. En remontant un peu au-delà des dernières années, il est moins souvent mentionné. En effet, la plupart des observateurs, avec Laennec, considéraient comme surajouté à la plèvre et comme formé uniquement par des fausses membranes tout ce qui

altérait la physionomie de la séreuse. Ils confon-
daient à peu près complétement tout ce qui appar-
tient aux fausses membranes, aux néo-membranes
organisées et à l'épaississement pleural. Dans
toutes les pièces qu'il m'a été donné d'examiner,
qu'elles fussent fraîches ou conservées depuis quelques mois, comme celles du laboratoire de l'Hôtel-
Dieu que j'ai dues à l'obligeance de M. Liouville,
j'ai pu constater d'où venait cette erreur.

Lorsque la pleurésie a été générale et, qu'en l'absence d'adhérences. le poumon a pu revenir directement sur son hile, la poche qui contient l'épanchement n'est constituée par rien d'autre que le sac
pleural lui-même dans sa totalité.

Mais le plus souvent des adhérences avaient déjà
uni aux parois une partie des surfaces pulmonaires
et les avaient mises à l'abri de l'action plus ou
moins irritante du liquide épanché. Le travail d'é-
paississement ne porte pas sur ces portions de la
plèvre. Le sac de l'épanchement est alors constitué
par une partie seulement de la plèvre pulmonaire
et par la portion correspondante de la plèvre pariétale. Un tissu solide unit ces deux surfaces dans
le point où elles se rejoignent, au niveau des adhérences.

La plèvre pulmonaire épaissie se continue sans
interruption avec la portion de la plèvre pariétale
qui a subi les mêmes modifications. La surface de
la plèvre qui suppure, et surtout qui suppure à l'air
libre comme après la pleurotomie, est toujours un

peu irrégulière, tomenteuse, rougeâtre. Elle présente de bonne heure de petits bourgeons charnus
pressés les uns contre les autres. Ces bourgeons,
en se développant davantage ne tardent, pas à la
rendre tout à fait granuleuse. Le tissu pleural
très-épaissi s'augmente peu à peu d'une véritable
couche charnue constituée par un tissu conjonctif
qui devient à la longue plus ou moins scléreux
dans ses parties profondes.

Lorsqu'on examine des pièces de cette nature et
surtout des pièces qui ont séjourné dans l'alcool,
on peut enlever ce tissu par lamelles successives
d'une epaisseur variable dont la densité va en
croissant à mesure qu'on gagne les parties profondes. Après avoir enlevé un certain nombre de
ces couches on tombe sur une dernière lamelle encore plus dense que les autres, transparente, au-
dessous de laquelle on ne trouve plus que le tissu
pulmonaire lui-même. Il est facile de s'assurer que
cette division en lamelles successives est artificielle.
Toutes les couches, aussi bien que la dernière,
appartiennent à la plèvre elle-même, mais à la plèvre
singulièrement modifiée dans son épaisseur, son aspect extérieur et sa constitution anatomique.
Quand on pratique des coupes verticales sur la
plèvre pulmonaire en pénétrant jusque dans le
tissu du poumon, on ne trouve nulle part aucune
ligne de démarcation entre ce qui appartiendrait
à des dépôts pseudo-membraneux et ce qui consti-
tuerait la sereuse proprement dite, soit que l'on

fasse cet examen à l'œil nu, soit qu'on le fasse sur
sur des coupes fines et microscopiques. On peut
s'assurer par ce dernier mode d'examen que les
faisceaux conjonctifs qui constituent l'épaississement sont tous parallèles à la surface libre du poumon, et que leurs entrecroisements ne se font que
dans des plans superposés parallèlement à cette
surface. C'est ce qui explique la facilité avec laquelle
on divise la plèvre épaissie en couches successives
et stratifiées. Cette disposition avait évidemment
donné lieu à l'erreur de Laennec, qui croyait trouver la plèvre saine au-dessous de fausses membranes solides et épaisses disposées de manière à
constituer une poche kystique, pseudo-pleurale.

Du côté des parois costale et diaphragmatique,
on observe le même état anatomique, et le plus souvent à un degré plus marqué que sur la plèvre pulmonaire. Celle-ci est quelquefois presque normale,
recouverte à peine d'une mince couche de bourgeons charnus, alors que sur les parois existent des
épaississements très-considérables.

Dans des cas où ces phénomènes inflammatoires
ont duré longtemps, (et sur une pièce du laboratoire
de l'Hôtel-Dieu j'ai constaté admirablement cette
disposition) on trouve, au lieu de couches ainsi
parallèles, des masses plus ou moins volumineuses
d'un véritable tissu charnu : les masses formaient
dans la pièce que j'ai examinée, des reliefs de plusieurs millimètres. Elles étaient constituées par un
tissu conjonctif jeune dont les faisceaux s'entrecroi-

saient dans tous les sens. Au dessous de ces portions charnues et au milieu d'elles, on voyait dans des vacuoles plus ou moins larges, de petites masses de tissu adipeux. En ce point il était impossible de retrouver une couche solide qui représentât la séreuse. Tissu conjonctif embryonnaire et tissu adipeux résultaient des transformations subies par les éléments de cette membrane.

Toutes ces modifications demandent, pour atteindre une grande importance, un temps plus ou moins long. Lorsque la suppuration de la plèvre est récente, il n'existe guère à la surface que des dépôts fibrineux peu solides, susceptibles de disparaître spontanément par régression granulo-graisseuse. Plus tard la plèvre tout épaissie qu'elle est, ne peut être considérée comme capable d'opposer dans la majorité des cas un obstacle invincible à tout mouvement d'expansion du poumon. Il faudrait, pour qu'elle entraînât ces fâcheux effets, qu'elle eût subi une espèce de rétraction cicatricielle, ce qu'elle ne fait guère pendant tout le temps qu'elle reste granuleuse, ou bien qu'elle eut acquis un énorme développement, ce qui s'observe moins, comme nous l'avons dit, du côté du poumon que du côté des parois thoraciques.

On peut tirer des faits que je viens d'examiner les notions suivantes : après un épanchement *le poumon* reste généralement assez perméable ; il l'est d'autant plus que l'épanchement a pressé sur lui moins longtemps, moins fortement ; il cesse de l'être tout à fait, seulement dans les cas où il a été envahi

par une pneumonie interstitielle dûe à la propagation de l'inflammation pleurale ; *la plèvre*, peu altérée au début, épaissie de plus en plus par la suite, mais
souvent à un degré peu considérable, n'oppose pas
d'ordinaire un obstacle insurmontable au développement du poumon. Par conséquent, s'il existe chez
les malades après la pleurotomie une force qui tende
à produire l'ampliation pulmonaire, dans la plupart
des cas elle pourra s'exercer d'une façon efficace. Or
cette force existe. A chaque expiration et surtout à
chaque effort, comme on sait, l'air transmis du poumon sain au poumon rétracté tend à distendre ce dernier. Cet effet, si petit qu'il soit, acquiert par sa
répétition une importance considérable. A chaque
expiration forcée, à chaque effort de toux, le poumon
est toujours poussé plus avant, et à mesure qu'il
progresse, il entre en contact, toujours un peu plus,
avec les parois thoraciques. Dès que le plus léger
degré de dilatation est ainsi obtenu, il devient défi-
nitif par le fait de la fixation du poumon dans la
position nouvelle qu'il vient d'atteindre, au moyen
des adhérences qui s'établissent immédiatement
entre les deux feuillets du sac pleural s'ils bourgeonnent convenablemnt.

Pour que ces adhérences puissent s'établir, il est
utile en effet que la surface pleurale soit en bon état.
Les surfaces recouvertes de produits purulents en
putréfaction bourgeonnent mal; elles sont incapables
de devenir le siège d'une organisation séreuse. C'est
encore là une des raisons qui rendent nécessaires

les lavages fréquents de la plèvre. Mal lavés, ses
deux feuillets se soudent difficilement. La suppuration traîne en longueur ; pendant ce temps, le
travail inflammatoire qui siège dans la plèvre peut
se propager facilement au tissu pulmonaire, et
rendre impossible par la suite le retour du poumon
à son volume normal.

Mais il serait bien difficile au poumon d'acquérir
assez vite, par le fait de son expansion, un volume
suffisant pour qu'il s'accolât dans toute son étendue
à la plèvre pariétale, si de leur côté les parois de la
loge pulmonaire ne venaient pas à son avance. Toutes
ces parois après l'ouverture de la poitrine se rapprochent heureusement les unes des autres et diminuent très-rapidement le volume de la cavité que
le poumon doit remplir dans son nouveau développement.

§ 2. — *Rétrécissement de la cavité thoracique.*

Toutes les parois du thorax se rapprochent pour
concourir à ce rétrécissement.

Le cœur qui était avant l'ouverture de la poitrine
plus ou moins rejeté du coté sain, revient du coté
vide, et dépasse fort souvent dans ce sens la position
qu'il occupait normalement. Le développement
supplémentaire du poumon sain, qui n'avait pas
pu acquérir une grande importance pendant que
cet organe recevait la compression indirecte de l'é-

panchement, se prononce davantage. Tout le médiastin se trouve de ce fait refoulé dans un sens
opposé au premier.

Le diaphragme subit les mêmes effets que le
médiastin, à un degré bien plus considérable. Il
bombe fortement dans la cavité pleurale ouverte;
le foie ou la rate semblent presque vouloir faire
hernie à travers ce muscle.

La paroi costale est celle qui subit les modifications les plus dignes d'intérêt. Elle perd de sa con-
vexité; les côtes s'abaissent, se rapprochent les
unes des autres, au point souvent de se toucher.
Ces phénomènes demandent pour se produire assez
peu de temps. Au bout de sept à huit jours, ils sont
très-manifestes. Ils disparaissent très-vite, lorsque
le poumon est facilement dilatable et que la guérison est vite obtenue. Dans les cas où la pleurotomie est pratiquée pour des épanchements récents, surtout pour des épanchements traumati-
ques, on n'en trouve plus trace quelques jours ou
quelques semaines au plus après la guérison complète. La poitrine reprend absolument, dans ce cas,
ses dimensions premières.

Le retour de la poitrine à son état normal n'est
pas directement subordonné à la durée de la maladie. Certains épanchements durent fort longtemps,
des mois, et cependant, après eux, on peut le voir
se faire d'une façon complète (Obs. II.).

C'est de l'état anatomique du poumon et de la
plèvre que dépend la persistance ou la disparition

de la déformation thoracique, et cet état n'est pas toujours en rapport avec le temps qu'a duré l'épanchement. Une lésion pulmonaire peut résulter, ainsi que je le disais plus haut, d'un traitement mal dirigé après l'ouverture de la cavité pleurale.

Lorsque le poumon ne revient pas à son volume normal, la paroi thoracique se rétracte de plus en plus. Cette rétraction parfois ne suffit pas; il s'y ajoute, comme on sait, une incurvation de la colonne vertébrale qui concourt, pour sa part, à diminuer la cavité du thorax. Ces diverses modifications de la paroi costale et du rachis peuvent se produire à tout âge, chez l'adulte comme chez l'enfant, mais évidemment avec plus de facilité chez ce dernier. L'expérience a démontré surabondamment qu'à tout âge on peut guérir la pleurésie purulente par la pleurotomie. Si la mort était observée plus souvent chez l'adulte, autrefois surtout, que chez l'enfant, le fait tenait évidemment, non pas à l'impossibilité, supposée, pour le poumon ou pour les parois thoraciques, de se prêter aux modifications de forme nécessaires à la guérison, mais bien à ce que l'enfant résistait mieux aux causes d'épuisement sans nombre auxquelles, par la faute souvent de leurs médecins, les malades restaient soumis.

CHAPITRE VI.

DE L'OUVERTURE LARGE DE LA PLÈVRE COMME MOYEN THÉRAPEUTIQUE : OPÉRATION DE LA PLEUROTOMIE.

Indications de la pleurotomie.

Tous les développements qui précèdent ont eu pour but de montrer quels sont les effets bons ou mauvais, immédiats ou éloignés, que l'on peut attendre de l'ouverture de la plèvre chez l'homme sain et chez l'homme malade. A l'aide de ces données il nous est facile maintenant de poser les indications d'une opération qui consiste précisément dans la création d'une semblable ouverture.

En dehors des épanchements intra-pleuraux, il n'y a pas à proprement parler d'indication de pleurotomie. J'ai cité à cause de leur rareté les faits si curieux de Richerand et de M. Labbé. Je me garderai bien de tirer de ces observations des conclusions trop absolues. Pour ce qui concerne les tumeurs de mauvaise nature de la paroi thoracique, il n'y a pas lieu d'abandonner l'ancienne opinion qui faisait rejeter toute opération dans laquelle la plèvre pouvait être intéressée. Il doit m'être permis ce-

pendant de faire remarquer que l'ouverture simple
du thorax chez l'homme et même son ouverture
avec résection d'une portion de côte plus ou moins
considérable, ne constitue pas une opération telle-
ment grave que à *priori* l'idée seule en doive être
absolument écartée.

Dans la discussion sur l'empyème qui eut lieu
à l'Académie de médecine en 1836, Larrey raconta ce fait curieux que dans l'île des Amis,
lorsqu'un guerrier a reçu des flèches dans la
poitrine, les naturels ne craignent pas d'ouvrir
largement la cavité pleurale pour retirer l'arme
vulnérante ; ils pratiquent, disait Larrey, une large
ouverture sans craindre l'entrée de l'air, et de plus
ils vont avec les doigts chercher les fragments des
flèches pour en faire l'extraction.

Cette application de la pleurotomie à l'extraction
des corps étrangers est au moins assez originale.

Dans le cas d'épanchement intra-pleural, la pleurotomie trouve son indication partout où la pleurocentèse ne peut suffire. Je m'explique : Les épanchements liquides ou gazeux de la plèvre agissent
sur l'économie de deux façons : par la gène mécanique sur laquelle j'ai insisté dans la première
partie de ce travail, et par un ensemble de phénomènes généraux, dus principalement à la résorption à la surface de la plèvre de produits délétères
mal connus.

Les symptômes qui tiennent à la gène mécanique
peuvent être facilement supprimés, au moins pour

un temps, par la paracentèse de la plèvre ; aussi
cette opération suffit-elle généralement dans les
épanchements séreux.

La paracentèse devient impuissante dès que le
liquide contenu dans la plèvre est le siége de la
moindre fermentation putride. Les épanchements
purulents(1), quelle que soit leur origine, subissent
peu de temps après leur formation, alors même qu'ils
ne communiquent pas avec l'air extérieur, un travail de cette nature, dont les produits entretiennent
cette fièvre hectique qui a rendu si souvent difficile
le diagnostic différentiel de la pleurésie purulente
et de la phthisie pulmonaire. Le résultat presque
inévitable de la paracentèse dans ce cas, est une
exagération de cette fermentation et par suite une
aggravation très-rapide de tous les symptômes. On
compte encore les cas de guérison de pleurésie purulente après une ou plusieurs paracentèses. Si petit
qu'en soit le nombre, il suffit pourtant qu'on en ait
observé quelques-uns pour que tout médecin prudent se croie autorisé, obligé même à essayer tout
d'abord ce mode de traitement. On pourra encore
pratiquer quelques injections iodées dans le thorax

(1 Je ne puis étudier ici l'épanchement purulent en lui-même. Je
dois rappeler seulement qu'il faut se refuser à admettre trop vite, que
ces épanchements tiennent à des lésions organiques graves, et spécialement à des lésions tuberculeuses. Beaucoup de cliniciens, Siredey, en
en particulier pensent que la tuberculose amène la pleurésie purulente beaucoup plus rarement qu'on le croit; c'est l'opinion que défend
Attimont; c'est celle que soutiendra quiconque aura lu comme j'ai dû
le faire les récits d'autopsie de pleurésie purulente qui abondent dans
les recueils.

puisqu'on a aussi enregistré quelques rares succès
après ces injections. Mais si à la suite de ces tentatives on voit au lieu d'une amélioration, survenir
une exagération de tous les accidents, si surtout des
gaz putrides se montrent dans la cavité pleurale,
alors il n'y a plus à hésiter, il faut avoir recours
à la seule opération qui assure la prompte disparition de tous ces fâcheux phénomènes, à la pleurotomie.

A la suite des plaies de poitrine, l'indication de
la pleurotomie se pose d'une façon formelle toutes
les fois que le sang épanché dans la cavité pleurale
devient lui aussi le siége d'une fermentation putride. On connaît la vieille querelle qui a divisé les
chirurgiens des siècles derniers. Les uns étaient par-
tisans résolus de l'occlusion des plaies de poitrine,
les autres voulaient que dans tous les cas, ces plaies
fussent agrandies et maintenues béantes. Ni les
uns ni les autres n'avaient raison d'une façon
absolue.

Après toute plaie de poitrine il est raisonnable de
tenter d'obtenir la guérison par la simple occlusion
de la plaie. Un très-grand nombre d'observations
montre en effet que cette espèce d'expectation est
suivie fort souvent de succès. Le sang épanché dans
la plèvre, même lorsqu'il s'est trouvé au contact
d'un pneumothorax, peut se résorber sans accident. Mais tous les blessés n'ont pas ce bonheur.
Chez beaucoup d'entre eux le sang épanché se putréfie rapidement dans la cavité pleurale. La pré

sence d'un sang décomposé et infect devient alors le
point de départ des plus graves accidents généraux
et localement d'une pleurésie purulente suraigue.
Dès que l'existence de ces complications se révèle,
l'ouverture large de la cavité pleurale est formelle-
ment indiquée.

Les accidents qui m'ont paru indiquer la pleurotomie, pourraient, je dois en convenir, être conju-
rés par d'autres moyens de traitement. Mais, ainsi
que je le montrerai bientôt, cette opération mieux
qu'aucune autre atteint complétement le but.

Boyer (1) considérait comme inutile l'opération
de l'empyéme dans les cas où il existe de la colli-
quation, du marasme, la chûte des cheveux et une
faiblesse extrème du malade. En cela il avait bien
tort, car tous les phénomènes dont il parle peuvent
être le simple résultat d'une hecticité que la pleurotomie accompagnée, bien entendu, des soins consécutifs qu'elle exige, ferait disparaître rapidement.
Il n'y a pas d'autre contre-indication à la pleurotomie que l'existence de lésions organiques graves. Il
est clair en effet que si ces lésions sont telles que
l'on doive considérer le malade comme menacé par
leur fait d'une mort prochaine, dans tous les cas, il
est inutile de pratiquer une opération quelconque.
En dehors de ces circonstances, il ne faut vraiment
reculer jamais devant un moyen qui n'expose à

_____

(1 Boyer. *Traité des maladies chirurgicales*, t. VII. p. 353 et suivants.

aucun danger immédiat, et dont les suites, quand elles sont bien dirigées, sont des plus simples.

Manuel opératoire. — Dans la pleurotomie, on cherche à remplir un double but; par l'ouverture que l'on crée on donne une issue facile, pendant les premiers temps qui suivent l'opération à toutes les matières solides, demi-solides, liquides ou gazeuses qui sont contenues dans la cavité pleurale, et par là on fait disparaître rapidement des accidents qui pouvaient être formidables. Mais en même temps on se préoccupe d'établir entre la cavité pleurale et l'air extérieur une communication permanente et facile. L'incision qui permet d'obtenir ce double résultat doit être large. On la pratiquera sans aucun danger si l'on veut accepter les règles suivantes qui, pour la plupart, sont absolument classiques.

Le point du thorax dans lequel on veut opérer étant déterminé, on s'assure dans tous les cas, par une ponction aspiratrice, que l'on rencontrera bien un épanchement. On reconnaît, par le palper, les deux côtes qui limitent l'espace intercostal au niveau duquel on se trouve. Sur le milieu de la côte inférieure, employée en quelque sorte en guise de table, on coupe toutes les parties molles dans l'étendue de sept à huit centimètres. La lèvre supérieure de cette incision est relevée; le muscle intercostal externe se trouve découvert : alors la pointe du bistouri est introduite sur le bord supérieur de la côte inférieure, dirigée par la pulpe de l'index gau-

che qui sent et presse ce bord. On pratique ainsi
une petite ouverture par laquelle se fait jour aussi-
tot la matière épanchée. A partir de ce moment, on
fera bien de remplacer le bistouri pointu par un
bistouri boutonné, lequel sera d'abord porté en arrière dans une étendue de deux à trois centimètres
environ. Dans ce mouvement on rasera toujours le
bord supérieur de la cote, comme on rase avec un
couteau, une branche d'arbre que l'on veut dépouil-
ler de son écorce. Le bistouri sera alors retourné,
ramené le tranchant en avant au niveau du point
où a été pratiquée la ponction, et l'on complétera
l'ouverture en taillant les muscles intercostaux et
la plèvre d'arrière en avant, dans la même étendue
qu'on l'a fait déjà d'avant en arrière. Dans ce dernier temps, il sera toujours bon d'explorer la voie
que va suivre le tranchant, avec le doigt introduit
dans la cavité pleurale. Cette simple précaution
n'est pas toujours nécessaire, mais elle met si bien
à l'abri de tout accident, qu'on ne doit jamais né-
gliger de l'employer.

En opérant de la sorte, il est impossible, je crois,
de jamais blesser, ni le diaphragme, ni le cœur, ni
l'artère intercostale. L'incision de la peau sera plus
étendue dans tous les sens que l'incision faite à la
plèvre. La plaie superficielle et la plaie profonde
ne seront pas tout à fait parallèles; mais les surfaces
obliques seront précisément disposées de façon à favoriser l'écoulement des liquides contenus dans le

thorax et à prévenir leur infiltration dans le tissu cellulaire des parois.

Lieu de l'opération. — L'opération que je viens de décrire, est applicable à tous les points accessibles de la cavité thoracique. Le chirurgien ne peut pas toujours choisir le lieu de l'opération ; il est forcé quelquefois de pratiquer la pleurotomie pour un épanchement purulent fort limité ; il faut dans ce cas placer l'ouverture en face du point précis où l'auscultation, la percussion, et la ponction exploratrice ont démontré l'existence de l'épanchement.

Quand il s'agit de vastes collections occupant toute la cavité pleurale, ou la plus grande partie de cette cavité, les mêmes obligations ne sont pas imposées à l'opérateur.

Le choix d'un lieu d'élection a été l'objet de nombreuses discussions.

Il serait tout à fait oiseux de s'y arrêter maintenant. On recommande généralement d'opérer quand on a le choix, sur le côté du thorax, vers la ligne axillaire ou un peu en arrière de cette ligne ; assez bas, afin que l'ouverture occupant un point déclive, les liquides puissent sortir aisément ; pas trop bas de peur de blesser le diaphragme ; ni trop en avant afin de ne pas atteindre le cœur, ni trop en arrière pour ne pas tomber sur la partie la plus étroite des espaces intercostaux et pour ne pas s'exposer à rencontrer l'artère intercostale, peu rapprochée de la côte supérieure à ce niveau.

La plupart de ces préceptes sont bons ; mais ils

n'ont rien d'absolu. Un opérateur prudent peut ainsi que je le disais tout à l'heure, faire porter son incision, là où il veut. Il est à peu près inutile de chercher le point le plus déclive du thorax. La guérison ne dépend pas de la position de l'ouverture, dans le cas du moins d'un traitement régulier, tel que celui que je suppose. Ce n'est pas en effet, de la pesanteur que nous attendons la sortie du pus qui sera fourni par la plèvre ; nous comptons sur ce qu'il sera expulsé par les mouvements incessants du thorax, à travers les tubes que nous ferons plonger jusqu'au fond de la cavité pleurale, et nous aiderons à sa sortie par des lavages aussi fréquents qu'il le faudra.

On fera presque toujours la pleurotomie, dans le huitième espace intercostal, vers la partie moyenne des côtes, au niveau de la ligne axillaire, ou un peu en arrière de cette ligne. En ce point, l'espace intercostal est facile à atteindre, et les pansements commodes à installer. C'est généralement le point que choisissent les opérateurs. Souvent pourtant, j'ai vu prendre le neuvième espace, ou même le dixième mais celui-ci est vraiment trop bas. Dans ces derniers espaces il est extrêmement facile de léser le diaphragme si l'on opère sans redoubler de précautions.

De la pleurotomie dans les cas compliqués. — Un œdème notable de la paroi, ou bien même ces épaississements et ces abcès qui suivent assez souvent les thoracentèses répétées ne suffisent pas à créer des complications véritables.

Une difficulté plus sérieuse est celle qui résulte de l'état de rétraction du thorax et de l'affaissement des côtes au moment où l'on opère. Il peut arriver, en effet, que l'on ait affaire à des pleurésies très-anciennes qui, après s'être résorbées en partie, et avoir été la cause d'adhérences plus ou moins étendues, ont fini par tourner à la purulence.

Dans des cas pareils, le passage du bistouri entre les côtes est presque impossible. Il est très-difficile, l'ouverture une fois faite, d'y introduire et d'y conserver des tubes nécessaires au lavage de la cavité pleurale. Quelques chirurgiens, dans ces con.litions, n'ont pas hésité à pratiquer la résection d'une portion de côte. Billroth et Roser conseillent hardiment cette opération, et je connais, pour ma part, deux cas où elle a été faite avec succès ; l'un est rapporté dans l'*Union méd.*, tome VI, 1860 (Watter);—l'autre m'a été communiqué oralement par M. Panas.

M. Letiévant a pratiqué une semblable opération dans un cas où elle semblait moins indiquée et pourtant avec un succès complet : hémorrhagie plusieurs jours après l'opération de l'empyème, arrêtée par le tamponnement de la cavité suppurante. (*Soc. de chir.*, 7 juillet 1875.)

Je renonce à étudier ici les accidents opératoires observés le plus souvent dans la pleurotomie. J'ai démontré suffisamment qu'ils ne doivent pas se produire, si l'on opère méthodiquement.

La lésion de l'artère intercostale sera toujours évitée facilement (1).

L'histoire des lésions du diaphragme dans la pleurotomie mériterait d'être faite à part. La plupart des observations connues se rapportent à des cas dans lesquels le diagnostic était incertain (observation de Lamotte, de Ruysch, de Billard père), ou bien à des faits dans lesquels existait, en même temps qu'un épanchement purulent, une rétraction marquée du côté atteint (Laënnec, Stokes). Cet accident est survenu de nos jours sous la main d'opérateurs qu'on ne pouvait accuser d'impéritie. Il ne peut guère se produire cependant que lorsqu'on néglige les précautions que j'ai indiquées. Il faut dire que, la plupart du temps, la section du diaphragme n'a pas donné accès dans la cavité péritonéale. Dans un cas dont j'ai été témoin, l'incision, un peu postérieure, arrivait au-dessus du rein gauche. D'autres fois, c'est le foie qui est intéressé, et, comme dans les cas où la plèvre suppure, il est très-commun de trouver au-dessous du diaphragme des péritonites partielles, on peut avoir la chance d'éviter, grâce aux adhérences, l'effusion des liquides dans la cavité

(1) Pour le cas où par malheur elle se produirait, je renvoie aux nombreux travaux qui traitent de la blessure de cette artère et des moyens d'y remédier. Je crois pouvoir assurer que l'hémorragie après cet accident serait facilement arrêtée par l'emploi de pinces à pression permanente que l'on porterait sous la côte supérieure aux deux extrémités de la plaie, après avoir au besoin pratiqué un débridement. En injectant des liquides colorés dans le système artériel de plusieurs sujets, je suis arrivé très-facilement par ce moyen à arrêter son effusion au niveau des blessures que j'avais faites volontairement aux artères intercostales.

abdominale. On connait pourtant des cas dans lesquels cette ouverture du diaphragme a été rapidement suivie de mort.

La hernie du poumon paraît presque impossible
après la pleurotomie; car il y a presque toujours là
un épanchement par suite duquel l'organe est de
bonne heure comprimé sur son hile. On l'a observée pourtant au moins une fois (communication
orale de M. Olivier, qui a été témoin du fait).

Je ne donnerai pas de place ici à ces questions,
qui étaient autrefois longuement agitées dans tout
mémoire sur l'empyème : Doit-on chercher à éviter
l'action de l'air? Faut-il ne laisser le pus s'écouler
que peu à peu, etc.? — Elles se trouvent résolues
implicitement dans les chapitres précédents. Nous
ouvrirons largement la cavité pleurale, comme
nous le ferions d'un vaste abcès; nous la viderons
complétement de son contenu, et nous prendrons
les précautions nécessaires pour que l'ouverture
que nous aurons faite ne se referme pas, afin de
pouvoir, à notre aise, donner les soins consécutifs
qui sont indispensables.

Soins consécutifs : L'opération de la pleurotomie
n'est rien en elle-même; les soins consécutifs sont
tout. Je n'ai pas besoin de rappeler longuement ce
que je disais plus haut : après l'ouverture de la poitrine, les malades ne meurent jamais que d'infection putride, si, d'ailleurs, ils ne sont pas atteints
de quelque autre affection grave. Il faut se mettre à
même d'éviter cet accident. On obtient ce résultat

par des lavages fréquents avec un liquide antiseptique. De l'eau alcoolisée à 1/10, et très-faiblement iodée, remplit parfaitement ce but. Pendant les premiers jours, les lavages doivent être très-répétés. On ne peut fixer à l'avance le nombre des lavages qu'il sera nécessaire de faire par 24 heures. — C'est l'examen du malade qui doit ici guider. Tant qu'il a de la fièvre, de la diarrhée, une suppuration fétide, on peut être sûr que les lavages sont faits en nombre insuffisant. Dans ce cas, dût-on les répéter toutes les trois ou quatre heures, il faut les multiplier toujours. Au bout de peu de temps, trois ou quatre jours suffisent d'ordinaire, on voit tomber, sous leur influence, tous les symptômes de septicémie. Alors on pourra diminuer le nombre des pansements, n'en faire plus que trois par 24 heures, ou même deux; mais il faut avoir l'attention toujours éveillée sur l'état général du malade. Si on le trouve languissant, s'il lui revient un peu de diarrhée colliquative, un peu de fièvre, il faut tenir pour certain que la plèvre demande à être lavée plus soigneusement et plus souvent.

Les lavages se feront avec une extrême facilité, si l'on emploie le système de pansement suivant : Dès le jour de l'opération, on a eu soin d'introduire dans la cavité pleurale deux tubes de caoutchouc pleins, ou percés seulement de quelques trous à leur extrémité profonde, longs de 15 à 20 centimètres, et larges de 8 millimètres.

Ces deux tubes plongent complètement dans la

cavité pleurale; ils ne sortent au dehors que sur une longueur de 4 à 5 centimètres. Pour éviter qu'ils tombent dans la poitrine, on les attache l'un à coté de l'autre sur un lien de fil, qui est lui-même noué autour du thorax. Ces deux tubes auront pour avantage de maintenir une ouverture de bonne dimension et de permettre des lavages faciles. On les maintiendra presque jusqu'à la fin du traitement.

Les lavages se font par ces tubes, soit au moyen d'un irrigateur, soit, ce qui est plus commode, au moyen d'un appareil bien simple inspiré du siphon de Potain. Un vaste flacon, muni d'un tube d'écoulement à sa partie inférieure, peut être mis en communication par un tuyau de caoutchouc suffisamment long, avec un des tubes qui plongent dans la cavité pleurale. Il suffit de placer ce flacon à une petite hauteur au-dessus du malade pour que, par son écoulement naturel, le liquide arrive dans la cavité pleurale. On pourra garnir par un des tubes la cavité de la plèvre, le malade étant couché à plat dans son lit, sur le coté sain. On pourra, si on le veut, obtenir une espèce d'irrigation continue, le liquide sortant par l'un des tubes à mesure qu'il entre par l'autre.

Les lavages peuvent se répéter aussi souvent qu'on le veut; ils n'imposent aux malades presque aucune fatigue.

Le pansement sera complété par l'application sur la plaie d'un linge glycériné, par de la charpie en grande quantité, et par un bandage de corps.

Dans la plupart des cas, ainsi que nous l'avons
vu en étudiant la guérison de la plèvre après son
ouverture, nous assisterons à une série de phénomènes qui auront pour effet d'amener la diminution rapide de la cavité pleurale. Même lorsqu'il
s'agit de très-anciens épanchements, nous verrons
en peu de jours une cavité qui au début pouvait
offrir une capacité de 3 ou 4 litres, diminuer au
point de n'admettre plus que 5 à 600 grammes.
L'aplatissement de la paroi thoracique, le retour
du médiastin vers le côté sain, le relèvement du
diaphragme et aussi la dilatation du poumon concourent à produire cet effet. Après cette première
diminution, la cavité pleurale n'éprouve plus que des
modifications assez lentes. C'est que dans cette
deuxième période, tout le travail utile incombe
au poumon. C'est lui qui en se dilatant va peu à peu
combler le vide qui reste. J'ai déjà dit, comment
il était nécessaire pour que dilatation du poumon
pût s'accomplir, que la surface des deux feuillets
pleuraux se trouvât dans de bonnes conditions anatomiques. Les surfaces pleurales, mal lavées, recouvertes de produits putrides, n'ont aucune vitalité.
Elles persistent indéfiniment à l'état de surfaces
suppurantes et entretiennent des fistules intarissa-
bles. On évitera d'une façon presque certaine, la
formation des fistules à la suite de la pleurotomie,
si l'on a soin de continuer jusqu'à guérison parfaite les lavages de la cavité pleurale avec un
liquide antiseptique et légèrement irritant. Je n'ai

jamais vu se produire de fistules chez les malades qui avaient été soignés de la sorte, sauf chez celui qui fait l'objet de l'observation IV, mais là il existait des conditions spéciales. Le malade ne s'était pas soumis complétement au traitement, et il y eut peut-être à la prolongation de sa maladie une cause spéciale, le déversement successif dans la cavité suppurante primitivement établie, du contenu de plusieurs kystes hydatiques.

Lorsque la cavité pleurale est réduite au point de n'admettre plus que 2 à 300 grammes de liquide, on peut supprimer un des tubes qui plongent dans la plèvre, et n'en plus conserver qu'un seul par lequel on fera toujours, matin et soir, les injections indiquées. Au bout d'un temps plus ou moins long, on constatera que la quantité du liquide encore introduite n'est plus que de 50 à 100 grammes. Il n'y a plus, à proprement parler, de cavité, mais un simple trajet. Alors, on peut remplacer le volumineux tube employé jusque-là par un autre plus petit; le trajet se trouvera bientôt réduit à d'étroites dimensions transversales; mais il aura toujours une grande longueur. Supprimer le tube à ce moment, si petit qu'il soit, serait s'exposer, d'une façon presque certaine, à voir se produire dans le trajet une accumulation de pus qui, peu à peu, deviendrait plus abondante et ramènerait les plus fâcheux accidents. Il faut retirer le tube graduellement et obtenir, par ce moyen, la cicatrisation du trajet des parties profondes vers les parties superficielles. Le

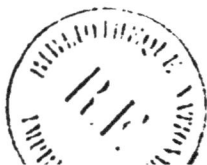

moyen le plus pratique consiste à raccourcir le petit tube, tous les huit ou dix jours, de 2 à 3 centimètres au plus. Peu à peu, le trajet, dans lequel les
mêmes injections sont d'ailleurs toujours conti-
nuées (une petite seringue de verre suffit, dans les
derniers temps), diminue de longueur. On arrive à
ne laisser plus, pendant une quinzaine de jours,
qu'un tout petit bout de tube, dont la longueur
égale seulement à peu près l'épaisseur de la paroi
thoracique. Après de dernières injections légèrement irritantes, le trajet est enfin laissé libre et, le
plus souvent, dans ce cas, la guérison définitive est
obtenue.

Mon excellent maître, M. Moutard Martin, a
parfaitement indiqué, dans son ouvrage sur la
Pleurésie purulente (p. 139), pourquoi l'opération
de l'empyème était toujours préférable à l'emploi
du drainage ou du siphon de Potain. Il n'est pas
besoin d'insister sur ce point qui, je l'espère, est de
la dernière évidence après les développements qui
précèdent. Est-ce qu'un drain passé en anse par les
deux petites ouvertures d'un trocart, peut assurer,
comme la pleurotomie, l'issue de tous les débris
que contient la plèvre? Est-ce que même il permet
des lavages aussi complets que deux grands tubes
plongeant jusque dans les parties les plus reculées
de la cavité thoracique? Est-ce que le petit tube de
M. Potain peut être comparé dans le même but, à
nos deux gros tuyaux? En fait, l'appareil de M. Potain marche souvent fort mal. Il échoue presque fa-

talement lorsque des gaz occupent une partie de la
cavité pleurale, ce qui ne manque pas souvent.

Ne nous arrêtons donc pas à de petits moyens
qui nous font perdre un temps précieux. Il est
urgent de mettre le malade à l'abri de l'absorption des produits putrides, dont l'effet inévitable est d'amener à la longue des dégénérescences
graisseuses et amyloïdes des principaux viscères. Il
faut mettre le poumon dans la possibilité d'accomplir au plus tôt l'évolution qui le ramène à son volume primitif. Une suppuration trop longtemps
prolongée, l'exposerait à la pneumonie interstitielle par propagation au tissu pulmonaire, de l'inflammation pleurale. La pleurotomie nous mettra
presque toujours à l'abri de ces dangers.

OBSERVATIONS.

OBSERVATION I.

PLEURO-PNEUMONIE GAUCHE. — LIQUIDE PLEURAL, D'ABORD SÉREUX, PUIS PURULENT. — PNEUMOTHORAX LATENT, DÉCOUVERT PRESQUE PAR HASARD, AVEC LE BRUIT DE FLOT POUR SIGNE PRESQUE SEUL. — LARGE OUVERTURE DE LA POITRINE; GUÉRISON COMPLÈTE, RAPIDE. (1).

Hautefeuille, 34 ans, garçon boucher; constitution robuste; ne tousse jamais; entré le 7 juin 1872, salle Saint-François, service de M. Moutard Martin, à l'hôpital Beaujon, lit n° 14.

Très-bien portant jusque-là, il fut pris tout à coup le 5 juin 1872, d'un violent frisson, avec point de côté à gauche. Une toux fréquente, de l'oppression, de la fièvre, suivirent presque aussitôt; il entre à l'hôpital deux jours après, 7 juin.

8 *Juin*. — Fièvre intense : 140 pulsations. — Temp. axil. 39°,4; anxiété très-grande; oppression extrême; respiration purement diaphragmatique; crachats muqueux, blancs, aérés, transparents.

---

(1) Le commencement de cette observation a été donné par M. Moutard-Martin, dans son livre sur la pleurésie purulente. Le cas était cité comme un exemple de transformation facile à prévoir d'un épanchement séreux en épanchement purulent. L'ouvrage de M. Moutard-Martin était à l'impression au moment où on faisait la troisième thoracentèse. Je donne la suite de l'observation et j'en complète même les parties publiées, que, pressé par le temps, M. Moutard-Martin avait dû abréger.

7

10 ventouses scarifiées, julep diacodé, purgatif.

9 *Juin*. — Même état, 10 ventouses scarifiées.

Percussion : Obscurité du son à la partie inférieure du côté gauche, et matité au niveau de la fosse sous-épineuse. Son de Skoda sous la clavicule gauche, — son normal à droite.

Auscultation : Faiblesse de la respiration en arrière; souffle tubaire et râles crépitants secs dans la fosse sous-épineuse.

10 *Juin*. — Matité dans toute la hauteur en arrière; son de Skoda en avant; pas de voussure. Le souffle et les râles de la pneumonie sont masqués par un souffle intense qui occupe toute la partie postérieure. Dyspnée moindre, respiration toujours uniquement diaphragmatique; les côtes restent immobiles. 120 pulsations.

Potion diurétique teinture de scille et de digitale.

11 *Juin*. — Même état, même fièvre.

Matité complète en avant et en arrière; peu de déplacement du cœur; 15 gr. huile de ricin, 1 goutte huile Croton.

12 *Juin*. — Pas de changement; 120 pulsations. Matité plus complète; voussure augmentée, pulsations cardiaques perçues à droite du sternum : souffle intense partout; tremblement de la voix sans œgophonie bien nette, pas de vibrations thoraciques.

— Thoracentèse avec l'aspirateur de Dieulafoy; 180 gr. d'un liquide séreux, louche, très-légèrement opalin. Avec l'ammoniaque, ce liquide devient un peu filant à la manière du pus étendu d'eau.

L'examen microscopique dénote une grande quantité de globules blancs.

Pour M. Moutard-Martin, ce liquide séreux, mais un peu trouble est l'indice d'une pleurésie qui va devenir purulente sans que la thoracentèse puisse être accusée de l'avoir poussé dans cette direction. La plèvre sécrète déjà du pus.

13 *Juin*. — Grand soulagement. Respiration plus facile. Le bruit respiratoire est presque partout mélangé, de râles muqueux très-abondants.

14 *Juin*. — Le mieux a disparu. P. 108; T. ax. 35¹; 40 Respirat. La matité a reparu à la base. Souffle assez fort à la partie supérieure du poumon avec retentissement de la voix.

15 *Juin*. — Rémission dans les symptômes généraux : P. 92; T. ax. 38²2.

Pas de voussure; dans presque toute la hauteur, mais surtout sous l'aisselle persistent de la matité et du souffle tubaire.

16 *Juin*. — Même état, même pouls, même chaleur; le malade a dormi. Oppression moindre; appétit.

17 *Juin*. — Pres. : 104. Gargouillements au sommet, qui probablement sont des bruits bronchiques.

Deuxième thoracentèse avec l'appareil aspirateur de Potain. On obtient 500 gr. de sérosité plus louche que la dernière. Cette quantité n'a pu être dépassée. Après la soustraction du liquide, la matité persiste en haut de la poitrine. Le bas de la poitrine est moins mat que la partie moyenne.

18 *Juin*. — La poitrine paraît un peu rétrécie en bas; souffle étendu, mais fort, surtout vers l'aisselle, très-nombreux râles sous-crépitants. Il y a là évidemment une induration pulmonaire étendue.

Les jours suivants les signes qui caractérisent l'induration diminuent graduellement, tandis que vers la partie inférieure se montrent de plus en plus les signes d'un nouvel épanchement.

24 *Juin*. — Bronchophonie et râles sous-crépitants de la partie supérieure peu nets. Vibrations très-faibles en arrière; pas de changements dans les résultats de la percussion.

Pouls. : 88; temp. ax. 38°,3.

27 *Juin*. — Le tiers inférieur est devenu absolument mat. Au-dessus, dans tout le poumon, souffle respiratoire.

La poitrine n'est pas très-dilatée.

Pouls. : 100; temp. axill. 38°,6.

Troisième thoracentèse : 500 gr. d'un liquide peu épais, mais très-purulent.

Amélioration notable les jours suivants, mais de courte durée. Le 1er *juillet* on voit paraître les signes d'un nouvel épanchement; l'état général reste bon.

2 *Juillet*. — L'épanchement a un peu augmenté; un peu d'œdème de la paroi thoracique : Temp. 39°.

Quatrième thoracentèse : 610 gr. d'un liquide purulent, sans odeur, mêlé de sang.

Après cette quatrième ponction, reparaissent plus intenses que jamais, les signes de l'induration pulmonaire. Sous la clavicule : respiration soufflante, mêlée de râles cavernuleux. Dans l'aisselle, souffle intense et râles crépitants à chaque mouvement respiratoire. On se demande si on n'assiste pas à la fonte de quelques points de pneumonie caséeuse. Mais malgré ces phénomènes, l'état général reste assez bon. Un peu d'appétit; sommeil plutôt meilleur.

La température ne dépasse pas 38° et même s'abaisse un peu au-dessous.

10 *Juillet*. — Le malade est plus souffrant que d'ordinaire : il a eu quelques heures avant la visite, un violent frisson suivi de chaleur.

Cinquième thoracentèse avec l'aspirateur de Dieulafoy : 350 gr. de pus très-épais.

17 *Juillet*. — Les symptômes ne se sont pas beaucoup amendés. Le malade reste faible, mange peu, dort mal. Pouls à 93; la température est peu élevée, cependant le souffle noté précédemment sous la clavicule et dans l'aisselle se fait entendre aussi dans le dos. Il a fini par prendre

un timbre résonnant. L'idée me vient de secouer le malade
pour voir s'il n'y aurait pas là un épanchement gazeux.
Avec étonnement, du premier coup, je perçois un bruit
de flot très-marqué. Il n'y avait ni souffle amphorique proprement dit, ni tintement métallique.

18 *Juillet*. — M. Moutard Martin, confirme ma découverte et pratique avec l'appareil de Potain, une sixième
ponction. Issue de 1 3 de litre de pus verdâtre, mêlé de gaz.
Le soir, le malade vomit son dîner.

19 *Juillet*. — Le malade a peu dormi. Toux assez fréquente, peu d'oppression. Pas de crachats ; souffle amphorique en un point limité, vers la partie inférieure de l'aisselle. Le bruit de succussion, très-facile à produire. En
arrière, jusqu'à la base, bruit respiratoire léger, qui paraît
être le murmure respiratoire éloigné.

22 *Juillet*. — Temp. 37°,5, en désaccord avec le pouls qui
est à 110. Il y a 36 respirations par minute. Bruit de succussion toujours manifeste. Un peu d'œdème vers les malléoles. En avant, sous la clavicule et assez bas au-dessous
on entend toujours des râles nombreux qui ont aujourd'hui
le caractère de gargouillements.

24 *Juillet*. — Le malade respire bien. Il a retrouvé un peu
d'appétit et de sommeil. Le pouls est toujours très-fréquent,
la peau moins chaude. Voussure légère du côté gauche de
la poitrine, avec un peu d'œdème. Lorsqu'on ausculte sous
la clavicule, le malade étant assis, et que l'on perçoit,
comme il a été dit du gargouillement, si l'on fait coucher le
patient en conservant l'oreille appliquée sur le même point,
on s'aperçoit que le gargouillement disparaît. Il reste alors
du souffle amphorique. Les choses se passent comme si
une caverne s'était vidée.

27 *Juillet*. — Ponction avec un gros trocart ; issue par aspiration, d'un litre et demi de pus épais, fétide, grisâtre. On
place en se servant du trocart un tube en caoutchouc de

petit calibre, dans l'intérieur de la poitrine. Injection d'eau tiède d'abord, puis d'eau mélangée de teinture d'iode 5 d'eau, 1 d'iode. On a injecté de ces divers liquides 1,200 gr. environ ; mais on a pu à peine en extraire un demi-litre.

23 Juillet. — Il y a eu six selles diarrhéiques, fétides, dans la nuit. Le malade est très fatigué, T. 38, P. 88.

On installe l'appareil de Potain ; mais il ne fonctionne pas bien.

29 Juillet. — Aggravation considérable. Depuis hier, alternative de frisson et de chaleur immodérée suivie de sueurs. Il n'a pas fermé l'œil de la nuit. Anorexie complète. Diarrhée ; œdème très marqué aux deux jambes. Oppression peu considérable. Les lavages avec le siphon de Potain sont impossibles. On injecte directement avec une seringue et on aspire de même ; mais ces lavages sont très difficiles et tout à fait incomplets.

1er août. — L'état général devenant de plus en plus mauvais, M. Moutard-Martin, se décide à pratiquer l'empyème. Incision de 6 à 7 centimètres au niveau du 8e espace intercostal, en dedans de la verticale menée par l'angle inférieur de l'omoplate. La plèvre est ouverte sur une longueur de 4 à 5 centim. Issue de 3 à 400 gr. de pus peu fétide. Pas beaucoup de gaz. Quelques flocons de pseudo-membranes légèrement rosées sortent en même temps. Pas la moindre suffocation au moment de l'opération. On pratique séance tenante d'abondants lavages dans la cavité pleurale. Trois tubes en caoutchouc liés ensemble sont laissés dans l'ouverture pour la maintenir dilatée ; pansement simple.

Le malade n'avait au moment de l'opération que 36°, 4 de tempér. et 108 pulsat.

2 août. — Matin 37°, 6, pouls 92. Le malade a dormi, dès ce matin. L'œdème des jambes a disparu. Plus de diarrhée, le malade a faim : 1 degré, deux grands lavages par jour à l'eau iodée. Soir, t. 38°, p. 100.

3 août. — Bon sommeil, mais sueurs abondantes. Quelques débris de fausses membranes sortent avec le pus. Pas de mauvaise odeur, T. 37°6, P. 96. Deux granules d'ac. arsénieux.

5 août. — L'amélioration se produit à vue d'œil. Le pouls reste un peu fréquent et petit. Appétit excellent, digestion parfaite, moins de sueurs. On n'a laissé qu'un gros tube perforé en caoutchouc dans l'ouverture. Dans l'intervalle des pansements il s'écoule une quantité de pus assez peu considérable. On fait par jour deux grands lavages avec l'eau alcoolisée; le liquide sort de la poitrine à peine troublé. Pas la moindre odeur.

8 août. — T. 37, à pouls, 72. — Appétit énorme 4 degrés, aucun malaise.

10 août. — État général excellent. Plus de sueurs. Le malade se couche aussi bien d'un côté que de l'autre. Depuis l'opération on n'a pu constater aucun reste de l'induration pulmonaire. Actuellement le poumon occupe presque toute la poitrine. On entend partout le murmure vésiculaire, qui à la partie inférieure est seulement faible, comme éloigné. La cavité pleurale ne contient plus que 250 grammes.

14 août. — Le liquide du lavage ressort presque à mesure qu'on l'injecte. Le pus fourni en 12 heures est très peu considérable. Toujours deux lavages.

15 août. — Le malade se lève et reste debout toute la journée. Il est très bien. — Cet état persiste sans modification notable pendant plusieurs semaines. Le malade toujours doué du plus bel appétit, prend chaque jour un nouvel embonpoint. Ses voisins le plaisantent continuellement à ce sujet. Cependant la petite cavité pleurale ne se rétrécissait plus ou du moins ne tarissait pas. On y injectait à peine 50 à 60 gr. d'eau qui ressortait aussitôt à peu près pure. Un peu de pus épais venait dans l'intervalle des pansements imbiber seulement les couches profondes de la charpie qui formait le pansement.

Pour essayer d'obtenir l'oblitération du trajet restant, on a commencé le 10 septembre à injecter par le tube, un mélange de 1 *de teinture d'iode*, pour 3 à 4 d'eau. Ces injections sont répétées tous les matins jusqu'au 16 septembre. Sous leur influence, la suppuration fournie par le trajet se transforme graduellement en devenant un peu plus abondante. Le 16 septembre au matin on trouve les pièces du pansement mouillées par une sorte de sérosité incolore. Un peu de pus seulement autour du tube, fourni sans doute par les bourgeons charnus qui l'entourent. Le tube est retiré. Pansement à plat. Le soir l'ouverture extérieure est fermée; tout est cicatrisé. Pas une goutte de sérosité n'a taché le pansement.

Ce résultat se maintient les jours suivants. Nous gardons le malade pour l'observer jusqu'au 27 septembre. Il va à Vincennes à ce moment. La guérison complète et sans fistule parait définitivement obtenue.

Au moment de sa sortie, nous avons observé que le poumon respirait fort bien dans toute sa hauteur, qu'il existait seulement un peu de faiblesse du murmure vésiculaire au niveau de la cicatrice, et qu'enfin il n'y avait pas de déformation notable du thorax.

OBSERVATION II.

PLEURÉSIE A MARCHE CHRONIQUE, D'ABORD SÉREUSE, PUIS PURULENTE. — UN GRAND NOMBRE D'ASPIRATIONS. — PNEUMOTHORAX DÉCOUVERT PRESQUE PAR HASARD. — LARGE OUVERTURE DE LA POITRINE. — GUÉRISON COMPLÈTE SANS DÉFORMATION NI FISTULE (CÔTÉ GAUCHE).

G.S. Jeune femme de 22 ans; parents très-bien portants; santé antérieure excellente.

Début au mois de février 1872 par un point de côté assez vif, pris pendant plusieurs semaines pour de la névralgie intercostale. Ni fièvre, ni frisson, ni toux. Un peu de dyspnée vers le milieu de mars.

Vers la fin de mars, à la suite d'un refroidissement, G. sentit augmenter sa douleur et sa dyspnée; elle fut prise d'une fièvre assez forte et dut garder la chambre. Mon ami, le Dr Goujon, appelé deux ou trois jours après, reconnut un vaste épanchement qui occupait toute la cavité pleurale gauche, refoulait le cœur jusque sous le sein droit et produisait une matité à la percussion, complète dans toute la hauteur de la poitrine. — Prescriptions : Vésicatoires, diurétiques, régime lacté. — Malgré ces moyens on constate une aggravation persistante. Il n'y a presque point de fièvre ; mais la dyspnée est intense, et des quintes de toux fatiguantes se montrent très-souvent. Le cœur est encore plus reporté à droite. — Pas d'appétit ; quelques vomissements.

Le Dr Goujon me prie de faire la thoracentèse à sa malade. Nous retirons avec l'appareil de Dieulafoy, plus de trois litres d'un liquide citrin, tout à fait clair, qui s'est coagulé en partie sans se troubler dans le vase où on l'a laissé.

Après cette première thoracentèse, bien-être parfait, la malade a peu toussé. La dyspnée disparaît presque complètement. Plus de vomissements dans la journée.

Le poumon s'est parfaitement dilaté. La respiration s'entend avec le type presque normal dans les 2,5 de la hauteur du poumon. Ce bien-être ne dure pas 18 heures. Dès le surlendemain la dyspnée était revenue. L'épanchement avait déjà reparu; il augmentait rapidement de quantité les jours suivants. La toux et les vomissements reparaissaient. Au bout de huit jours, les choses étaient revenues au même point qu'avant l'opération.

Nous pratiquons une 2' thoracentèse, huit jours après la première. Même quantité de liquide. Il est à peu près aussi clair que celui de la première ponction, mais il se trouble un peu en froidissant. On continue vésicatoire, diurétiques; etc.

Malgré ces moyens une 3' thoracentèse dut être pratiquée encore neuf jours plus tard, et enfin, (j'abrège les détails), quatre autres thoracentèses vinrent à la suite à peu près dans les mêmes conditions.

Sept opérations, en tout furent donc pratiquées par nous pendant les mois d'avril, mai et juin 1872. Le liquide fut toujours fourni à peu près en même quantité.

A la troisième et à la quatrième aspiration, le liquide encore clair se troublait de plus en plus en froidissant à l'air. — Aux 5' 6' et 7' ponctions, il était trouble dès le premier moment. A la 7' il contenait une quantité de pus très-considérable. Après chaque ponction, le poumon se dilatait parfaitement.

Les vésicatoires, les purgatifs, les diurétiques avaient été employés avec persistance. Peut-être leur action se fit-elle un peu sentir après la 7' ponction. Il est certain que la malade parut plus soulagée que de coutume. Son entourage crut à une amélioration durable. Elle se leva, sortit en voiture et même à pied et reprit presque sa vie ordinaire.

20 août 1872. — Je la retrouvai le 20 août 72, dans l'état suivant : elle est très-maigrie, pâle sans que son teint soit absolument mauvais. Elle a perdu presque tous ses cheveux qui étaient auparavant très-abondants. Ses doigts présentent au plus haut point la disposition en massue; les ongles sont absolument recourbés en griffe et de couleur violette. Gêne marquée de la respiration. Matité absolue du côté malade, jusque sous la clavicule. La pointe du cœur

bat contre la paroi latérale droite du thorax. Rien de notable à l'auscultation ; silence partout.

Les mouvements brusques, les efforts de voix amènent
un peu de toux sèche. Ni diarrhée, ni sueurs nocturnes, ni
œdème. L'appétit n'est pas complètement perdu. Peu de
sommeil. Cet état dure depuis plusieurs semaines. La
malade ne garde pas le lit. Elle sortait en voiture ou même
à pied.

20 août. — Aspiration avec l'appareil de Dieulafoy ; à peu
près certains d'avoir du pus, nous employons la grosse
aiguille n° 3. — 1500 gr. de pus bien lié qui passe lentement à travers la canule et qui n'a pas d'odeur. L'aspiration est arrêtée au moment où elle provoque des douleurs
et où le besoin de tousser commence. Le cœur est revenu
presque à sa place. La sonorité à la percussion s'est mon-
trée au haut du poumon avec un certain degré de respiration dès la fin de l'opération.

Bien-être très-grand, plus de toux, sommeil la nuit sui-
vante.

L'épanchement se reproduit rapidement les jours suivants et ramène les mêmes symptômes.

Nous résolûmes de pratiquer des lavages de la plèvre
avec la teinture d'iode mélangée à l'eau. Comme la pleurésie était bien générale et le liquide homogène, sans gru-
meaux, nous devions arriver facilement au but désiré avec
l'appareil de Dieulafoy, qui dans un cas moins favorable
serait évidemment incapable de rendre le même service.

5 septembre. — Avec l'aiguille n° 3 dont nous nous étions
servi précédemment, nous faisons le 5 septembre une ponction au niveau du huitième espace intercostal, un peu en
arrière de la verticale menée par le sommet du creux de
l'aisselle. C'était tout à côté de la dernière piqûre. La
pointe de l'aiguille est enfoncée de deux centimètres environ
dans la poitrine. Le pus est moins épais que la dernière fois.

coule plus vite. Nous retirons 3 fois la capacité du grand
aspirateur (900 gr. environ). Nous ne dépassons pas ce point
parce que la malade accuse à ce moment, le besoin de
tousser. Nous voulons éviter les accès de toux. Arrêtant
donc l'aspiration à ce point, nous commençons à refouler
de l'eau tiède dans la poitrine. Nous injectons trois ou
quatre fois le contenu de l'appareil en prenant bien soin de
ne pas pousser dans la poitrine la petite quantité d'air
qui se trouve au haut du récipient. Après une série d'injections et d'aspirations, qui nous donnent un pus de plus
en plus dilué, nous n'obtenons plus avec l'instrument
que de l'eau légèrement louche. Plus de 3 litres d'eau ont
passé par la plèvre. En retirant toujours des quantités
égales à celles qui viennent d'être injectées, on évite absolument la toux et pendant et après l'opération. Dans les
dernières quantités d'eau que nous avons injectées nous
avons mélangé une petite quantité de teinture d'iode iodurée. L'eau qui reste dans la poitrine se trouve légèrement
teintée en jaune par l'iode. — Le soir, bien-être parfait.

6 *septembre.* — Respiration plus facile, pas de fièvre, le
cœur est presque à sa place. Sonorité tympanique très marquée sous la clavicule jusqu'au niveau de la deuxième côte.
Sonorité assez nette dans toute la moitié de la poitrine en
avant comme en arrière. La respiration s'entend soufflante
dans la partie supérieure de la poitrine en avant et un peu
plus bas en arrière.

8 *septembre.* — Le son skodique n'existe plus que sous la
clavicule. La respiration s'entend en arrière fort bas le
long de la colonne vertébrale. En haut elle est perçue dans
le quart supérieur avec un timbre assez soufflant. — En
avant elle est plus soufflante encore et mêlée de râles très-
secs qui ont l'air d'être tout à fait superficiels.

1) *septembre.* — L'attention est appelée sur ces râles qui
ont un timbre retentissant remarquable, quoiqu'ils soient

petits et secs. Le souffle respiratoire est aussi plus marqué en avant comme en arrière. Il n'est bien perçu que dans la moitié supérieure de la poitrine. Dans l'autre moitié silence respiratoire complet sauf le long de la colonne vertébral. dans une étendue de 3 travers de doigt.

Matité complète dans les 3,4 inférieurs de la poitrine, sauf le long de la colonne vertébrale dans l'espace indiqué; en haut sonorité normale en arrière, tympanique en avant.

L'idée nous venant d'agiter la malade, nous percevons très distinctement à chaque coup, un bruit de flot très-net. Il y a des gaz dans la cavité pleurale; il y en a peu, car l'oreille appliquée au sommet de la poitrine perçoit nettement le point où le flot liquide bat la paroi thoracique; c'est tout à fait en haut que le phénomène se produit.

Les jours suivants la quantité du gaz n'a pas augmenté, mais le liquide continue à se reproduire; l'état général s'aggrave, l'appétit a beaucoup diminué.

12 septembre. — A partir du 12 septembre, il y a eu des accès de fièvre marqués au début par un peu de froid aux pieds tous les soirs.

16 septembre. — Vomissements après chaque repas. L'appétit est complètement perdu. Insomnie absoluee Toux à chaque mouvement brusque. Essoufflement de plus en plus marqué.

18 septembre. — Diarrhée. Les vomissements continuent. La malade a vu apparaître ses règles dans la nuit. Elles sont peu abondantes.

19 septembre. — Les règles ont cessé. La diarrhée continue; elle est peu abondante.

20 septembre. — Les signes à l'auscultation et à la percussion ne se sont pas modifiés beaucoup. Il n'y a plus de râles d'aucune sorte au sommet de la poitrine. La fièvre depuis cinq ou six jours est constante. La peau sèche, pas

d'œdème des jambes. — Dans l'après-midi, éruption de
taches rouges, légèrement élevées au-dessus du niveau de
la peau, arrondies, larges de plus d'un centimètre. Elles
ressemblent à des plaques d'érythème noueux, et sont le
siège d'un prurit intense, douloureux.

Nous recommençons l'opération que nous avions déjà
faite le 5. L'idée nous vint d'abord de soutirer le gaz contenu
dans la plèvre. Pour cela nous faisons, malgré la gêne que
cela lui cause, placer la malade de telle sorte, que la tête
repose sur le plan du lit, et nous relevons le siège de façon
à ce que la base de la poitrine soit plus élevée que le
sommet. (La ponction avait encore été pratiquée au niveau
du 8e espace intercostal). Nous obtenons seulement 42 centimètres cubes de gaz. En agitant un peu la malade, en
déplaçant l'aiguille, nous n'avons pas pu en retirer davantage. Replaçant la malade sur son séant, nous pratiquons
comme la dernière fois, le lavage à grande eau de la plèvre.
Quand l'eau qui revient à l'aspirateur est à peu près pure,
nous injectons de l'eau fortement mêlée de teinture d'iode.
La quantité de teinture laissée dans la poitrine, peut
être évaluée à 25 grammes. Nous avons évité l'introduction de l'air comme la dernière fois, et nous avons
toujours arrêté l'aspiration au moment où le besoin de
tousser commençait à se faire sentir. Le gaz obtenu par
notre ponction était très-fétide, ainsi que le pus qu'il ac-
compagnait. Ce pus était tout à fait séreux. Il était doué
d'une puanteur très-marquée, que je compare à celle de la
chair macérée ou à une *odeur de chien* très-forte. Cette
puanteur ne me rappelle pas du tout celle que j'ai notée
toutes les fois que j'ai assisté à des opérations d'empyème
pratiquées sur des sujets présentant un pneumothorax avec
fistule pulmonaire. Quand notre lavage est terminé, nous
constatons qu'une sonorité à peu près normale existe dans
les 2,3 supérieurs de la poitrine, qu'un bruit respiratoire

net, un peu soufflant s'entend partout, au niveau des parties
sonores, que le cœur a complètement repris sa place à
gauche. Il n'y a pas de bruit skodique sous la clavicule.
La succussion pratiquée à plusieurs reprises ne fait entendre
aucun bruit de flot.

21 septembre. — Mieux très-marqué. La malade aurait
dormi probablement, si l'éruption dont il a été parlé hier,
n'avait pris pendant la nuit un développement énorme.
Les taches qui hier ne s'étaient guère montrées qu'au niveau du bras, ont envahi le tronc et la face. Ces taches se
développent rapidement et disparaissent au bout de deux
ou trois heures.

Les règles reparaissent, elles sont peu abondantes. Pendant les deux ou trois jours suivants, bien-être assez
marqué, mais le malaise revient graduellement.

25 septembre. — L'appétit est de nouveau perdu tout à
fait. Vomissements bilieux assez fréquents, diarrhée fétide
peu abondante, un peu de toux. De temps en temps, hor-
ripilations et sueurs.

Dans la poitrine, les gaz ont reparu, et ils sont maintenant plus abondants. La succussion fait entendre un bruit
de flot large qui ne se produit plus seulement dans la région
du sommet. A la percussion existe une sonorité très-forte,
dans le 1,3 supérieur du côté. Pas de respiration; L'amaigrissement fait de rapides progrès.

Le retour si rapide des accidents, nous engage à essayer
d'un autre moyen thérapeutique.

30 septembre. — Nous introduisons au moyen d'un trocart à parencentèse, le tube en caoutchouc de l'appareil de
Potain, dans la poitrine de notre malade. Mais le siphon
de Potain refuse absolument de fonctionner. La présence du
gaz dans la poitrine en est sans doute la cause. A force de
patience, et après avoir aspiré directement les liquides de
la poitrine avec une seringue appliquée au bout inférieur

de l'appareil, nous avons obtenu un lavage à l'eau iodée suffisant. *Le soir nous passons plus de trois heures à la même besogne.* Nous espérions qu'après ces précautions la malade passerait une meilleure nuit. Loin de là, elle ne ferme pas l'œil, vomit plus fréquemment que d'ordinaire, et la diarrhée continue.

1er *octobre.* — Nous la trouvons le matin, avec un pouls à 130, une chaleur vive, souffrant beaucoup dans le dos. Autour du petit tube, règne une inflammation violente. Gonflement très-marqué et rougeur vive, sur l'espace de cinq à six centimètres autour de la plaie. Plus loin, jusqu'auprès de la colonne vertébrale, rougeur diffuse, quasi érysipéleuse, sans gonflement manifeste. Vive douleur au toucher sur tous ces points.

Malgré deux lavages (7 h. 1,2, midi 1,2, dans lesquels l'eau sort très-peu sale, la rougeur du dos s'étend dans la journée.

Dans l'après-midi, violent frisson d'une demi-heure, avec claquement de dents et tremblement de tous les membres.

Le soir, notre malade est inondée de sueur; le pouls est à 140; elle vomit sans cesse; est très-faible. Elle se plaint de souffrir beaucoup dans le cou et le bras gauche. Le dos tout entier, depuis le sacrum jusqu'au cou est rouge, un peu tuméfié. Des gaz sont infiltrés dans le tissu cellulaire au loin, autour de l'ouverture du thorax. La cavité pleurale est distendue par le gaz qu'elle contient. Le côté gauche est manifestement dilaté, et présente une sonorité tympanique dans presque toute sa hauteur.

Le soir même, à notre prière, M. Léon Labbé pratique à notre malade une large ouverture de la cavité pleurale, au niveau du 8e espace intercostal. Cette opération présente à noter les points suivants : 1° La paroi thoracique œdématiée a une grande épaisseur; 2° avant d'arriver à la la plèvre, le bistouri traverse des tissus indurés, criant sous le scapel et limitant par places de petites poches purulentes; 3° la plèvre est épaissie elle-même, quasi-cartilagineuse.

Il faut tenir compte de ce que l'incision a été faite dans ce même espace, où l'on a toujours pratiqué les différentes ponctions dont il a été parlé. L'ouverture a été faite largement. L'incision cutanée a 8 centim. environ; la Plèvre est ouverte sur une longueur d'au moins 4 à 5 centimètres. Elle a donné passage à du liquide séreux, putride, et à des gaz fétides.

On fait un grand lavage à l'eau alcoolisée et on laisse trois gros tubes en caoutchouc dans la plaie pour la maintenir béante. Il n'y a eu ni suffocation ni tendance à la syncope.

La nuit n'est pas très-bonne. Dos toujours très-douloureux.

2 *octobre*. — Rougeur et douleur dans le dos bien diminuées. Plus d'emphysème sous-cutané. Oppression moindre, pouls à 136 le matin. Grand lavage à l'eau alcoolisée 60 centigr. de quinine; bouillon.

Dans la journée, calme marqué. Un petit mouvement de fièvre vers 4 heures.

A 6 heures du soir, pouls 130; nouveau lavage a l'eau alcoolisée. Sommeil profond à huit heures. Nouveau lavage à 11 h. 1/2 du soir. Sommeil un peu agité mais continu jusqu'au matin. Il n'y a eu depuis le matin ni vomissements ni selles.

3 *octobre*. — La malade a l'air reposé; elle n'a pas eu la moindre envie de vomir. Lavage à 7 h. 1/2 du matin avec l'eau alcoolisée un peu iodée. Le lavage est répété à midi, à 6 h. et à 10 h. 1/2 du soir.

La malade prend dans cette journée beaucoup de bouillon, mange du poisson, boit du vin. Peu de fièvre, chaleur mé-

8

diocre de la peau, pouls entre 96 et 100. Le soir le pouls est
à 110 avec un peu de chaleur.

4 *octobre.* — Assez bonne journée. Pouls à 96 dans le
jour et à 108 le soir. Léger mouvement fébrile avant le diner
Un peu de toux de temps en temps. Quelques crachats muqueux, épais. La respiration et la parole faciles. La cavité
se lave bien. 3 lavages dans la journée. Il a fallu donner un
lavement qui a procuré une garde-robe. Appétit raisonnable : beefsteack, vin; extrait de q. q. 3 grammes.

5 *octobre.* — La nuit a été excellente. Le lavage du matin
amène quelques caillots sanguins. L'appétit est toujours
meilleur; large alimentation. Un peu de toux par quintes
de temps en temps; les lèvres de l'incision commencent à
bourgeonner. La peau à la partie inférieure de l'incision est
rouge un peu décollée. Tout le reste du dos est revenu à
l'état normal. Deux gros tubes en caoutchouc sont maintenus dans l'ouverture intercostale. Ils ont un calibre de
7 à 8 millim. Les lavages sont faits en plaçant le malade
dans son lit sur le côté droit. L'ouverture occupe dans
cette position le point le plus élevé de la poitrine. On gar-
nit tout le thorax qui contient environ un litre de liquide,
et on peut en continuant à injecter le liquide par un des
tubes, obtenir sa sortie continue par l'autre. Je fais encore
trois lavages dans la journée. Le pouls est à 96 le jour, 110
le soir. Pas la moindre fièvre. Après chaque lavage la
plèvre est vidée; elle s'emplit d'air. Les tuyaux chantent à
chaque mouvement respiratoire un peu fort. On fait par-
dessus un pansement simple avec force charpie. La suppuration n'est pas considérable.

6 *octobre.* — Deux bons repas. Petit accès de fièvre à
4 heures de l'après-midi. Pouls entre 96 et 110. Un peu de
toux, trois lavages.

7 *octobre.* — A quatre heures du matin, violentes quintes
de toux spasmodique, qui ont duré plus d'un quart d'heure.

Encore un peu de toux dans la journée. — Déjeuner et dîner d'un grand appétit. Pas la moindre fièvre.

La plèvre fournit du pus bien lié, peu abondant, sans aucune odeur. Depuis deux jours la capacité du thorax paraît avoir diminué de près d'un tiers. La réplétion complète de la cavité thoracique, faite comme il a été dit, la malade couchée sur le côté droit détermine au moment où elle s'achève et où le liquide se trouve un peu pressé dans le thorax sous l'effort de l'irrigateur, une sensation de vive douleur dans le bras gauche. Il suffit de faire écouler un peu de liquide pour que la douleur disparaisse presque instantanément. [Compression sur la peau décollée de la partie inférieure de l'incision,

Pouls à 92 dans la journée, 115 le soir.

8 *octobre.* — Mieux très-marqué.

10 *octobre.* — L'appétit augmente chaque jour, nous ne faisons plus que deux lavages.

12 *octobre.* — Le décollement à la partie inférieure de la plaie est complètement guéri. La toux dont il a été déjà question a reparu.

Presque toutes les nuits, vers une heure et vers cinq heures, survient des quintes que rien n'arrête. Nous avons donné inutilement 5 centigrammes d'extr. thébaïque.

Le poumon gauche dans son tiers supérieur, respire parfaitement. Le timbre de la respiration est à peu près normal; mais on entend de temps en temps des bruits secs, assez analogues à des craquements.

Les jours suivants, l'état général s'améliore encore. La toux diminue.

18 *Octobre.* — Pas de quintes de toux depuis deux jours, aucun bruit anormal maintenant. Appétit vraiment féroce: 3, quelquefois 4 repas copieux. Elle commence à engraisser. Le côté gauche de la poitrine est très-déprimé. La cavité qui existe actuellement est très-diminuée (1/2 litre) ; les

deux tiers de l'irrigateur qui nous sert de mesure). 2 lavages par jour, toujours avec de l'eau iodée et alcoolisée. La
plaie a bourgeonné partout. Il n'y a plus que la place nécessaire, au passage des deux tubes en caoutchouc qui sont
toujours maintenus. La cicatrisation des extrémités de la
plaie commence. On touche les bourgeons avec le nitrate
d'argent.

20 Oct. — Hier et aujourd'hui un peu d'amélioration du
pouls. Pus trois ou quatre fois plus abondant. La malade
a pris d'elle-même 0, 30 cgr. de quinine et 1 gr. 50 d'extr.
de quinquina . — Nous doublons la proportion d'iode et
d'alcool.

21 Oct.—Il y a eu tous ces jours-ci une assez grande quantité de pus à chaque lavage. Pas la moindre odeur. Appétit
très-bon, un peu de chaleur dans la journée, mais pas de
fièvre marquée. La respiration s'entend tout le long de la
colonne vertébrale dans une étendue de 7 ou 8 travers de
doigt. Au sommet elle est très-soufflante sans râles. Elle
manque suivant la ligne axillaire. Les jours suivants, bien-
être parfait, sommeil, appétit, pas de toux, la malade
commence à se lever.

2 Nov.—Les règles sont revenues cette nuit. Elles avaient
été vues pour la dernière fois le 17 sept.; mais, avant cette
époque elles étaient depuis longtemps très-irrégulières. La
cavité de la plèvre, ne fournit pas plus de cinq à 6 cuillerées de pus à chaque pansement, 2 lavages.

4 Nov. — Les règles ont eu leur cours normal.

9 Nov. — Nous ne laissons plus qu'un tube perforé dans
la poitrine. C'est un gros tube, comme ceux qui se trouvaient là jusqu'ici. Il plonge de 10 à 12 centim. dans la
poitrine.

16 Nov.— Les lavages sont continués (2 par jour). Le pus
ne séjourne pas dans la plèvre. L'air qui joue librement
entre l'intérieur et l'extérieur le chasse à mesure qu'il se

forme. Il s'en forme peu du reste. La cavité paraît se rétrécir assez rapidement. Elle ne contient plus que 75 grammes
de liquide environ.

L'état général est toujours excellent. L'embonpoint revient graduellement, pas aussi vite que l'appétit constant
de la malade semblerait le permettre.

24 *Nov.* — Les règles ont reparu de nouveau, elles durent
jusqu'au 29.

A partir de ce moment, pendant assez longtemps nous
n'avons rien à noter de bien nouveau. L'état général continue à être excellent, l'embonpoint revient. Les ongles et
les extrémités des doigts déformés tendent à reprendre
leur forme primitive.

Décem. — A partir des premiers jours de décembre la cavité
n'a plus paru se rétrécir beaucoup; on injectait assez facilement 50 à 90 gr. de liquide. Du pus très-épais, crémeux,
bien lié, coulait régulièrement par l'ouverture, tout le reste
de la plaie était cicatrisé en petite quantité, mais toujours
également.

12 *Décem.* — Dans cet état, le 12 décembre, j'ai commencé
à injecter chaque jour, dans le trajet et par le tube, un mélange de teinture d'iode iodurée et d'eau dans la proportion
de 1 à 3 ou 4 environ. Après la quatrième de ces injections
quotidiennes, la suppuration était devenue plus abondante,
mais plus fluide. Elle imbibait la charpie du pansement,
au lieu de former à sa surface une couche crémeuse comme
les jours précédents.

18 *Décem.* — Cette modification du pus me paraissant indiquer une modification favorable des parois, je retire le tube
de caoutchouc et je place un simple linge glycériné sur l'ouverture. — Le soir l'ouverture est fermée. Pas une goutte
de pus ou de sérosité n'a taché le pansement.

Les jours suivants ce résultat se maintient.

21 *Décem.* — Apparition des règles, c'est l'époque normale, elles durent jusqu'au 22.

23 *Décem.* — La malade reprend ses occupations. J'espérais avoir ici un succès analogue à celui que m'avait donné Hautefeuille (Obs. 1ᵉ, mais je fus bientôt détrompé.

24 *Décem.* — Dès le 24 décembre ma malade commence à se sentir gênée du côté gauche.

25 *Décem.* — Elle est oppressée et éprouve une douleur vive toutes les fois qu'elle fait un mouvement respiratoire.

26 *Décem.* — Elle a plusieurs quintes de toux. Dans l'une d'elles l'ouverture de la poitrine se rouvre spontanément et donne issue à plus d'un verre de pus. J'introduis de nouveau dans la poitrine un tube perforé, mais de petit calibre. Il pénètre à 16 centim. de profondeur. Je recommence des lavages à l'eau alcoolisée.

En quelques jours la cavité se rétrécit au point de n'admettre qu'une ou deux cuillerées de liquide.

Février 1873. — A la fin de ce mois, j'essayai de nouveau de retirer mon tube. Je dus le remettre le quatrième jour. La malade accusait des douleurs qui indiquaient la formation nouvelle du pus.

Mars 1873. — En mars, je fis une tentative nouvelle, aussi malheureuse que la première. La malade marchant beaucoup, le tube avait de la tendance à quitter le trajet. Un jour qu'il était sorti je ne le remis point. Bientôt pourtant je dus le replacer et pour cela dilater le trajet au niveau de la paroi thoracique avec la laminaria.

Après ce nouvel insuccès, je me promis de ne plus me presser. Pendant plus d'un mois, je fis régulièrement une injection alcoolisée légèrement iodée dans le tube. Au bout de ce temps, je ne pouvais pas introduire plus d'une demi cuillerée de liquide. Dans la journée il ne s'écoulait qu'à peine quelques gouttes de pus.

J'attirai un peu vers le dehors, mon tube qui plongeait

de 0,15 cent. dans la poitrine, et je le fixai dans une position telle qu'il ne plongeât plus que de 0,12 cent. environ.
Je continuai les injections.

Au bout de huit jours je ne laissais plus que 9 à
10 centim.

Huit jours encore après 6 à 7 centimètres. J'ai laissé le
tube fixé en ce point plus de trois semaines, jusqu'à la fin
de mai, pratiquant sans relâche les injections accoutumées.

5 Juin. — Ce jour-là je retire complétement le tube.

6 Juin. — Rien n'a coulé. J'introduis néanmoins dans
le trajet une petite sonde de gomme, et j'invite la malade
à tousser. Il s'écoule quelques gouttes d'un liquide louche.

7, 8 Juin. — Même opération.

Pendant trois ou quatre jours, la malade est laissée à
elle-même.

Au bout de ce temps elle ressent vers le côté une douleur
légère. J'introduis dans le trajet la petite sonde. Il sort
goutte à goutte, deux cuillerées d'un pus crémeux. La malade est laissée de nouveau au repos. Les jours suivants
elle n'éprouve plus rien.

Le 9 août 1873, deux mois environ après la fermeture de
la plaie, je constate une guérison aussi complète que possible. La malade a retrouvé complétement sa santé d'autrefois. La cicatrice du thorax ne cause aucune gêne. Il faut
qu'elle la cherche avec la main, pour qu'elle puisse mettre
le doigt dessus. Le côté, qui dans le cours du traitement
avait d'abord été notablement rétréci, a à peu près repris
son aspect normal. Il y a un mois, il y avait encore
2 centim. en moins à gauche. Aujourd'hui, je ne puis constater une différence appréciable, certaine à la mensuration.
Tout le côté gauche en avant et en arrière est bien sonore
à la percussion. En arrière pourtant, il y a matité complète
à partir du huitième espace intercostal, immédiatement au-
dessous du lieu de l'opération.

L'élasticité à la percussion côté qu'à droite. Le respiration est perçue dans toute la hauteur très-nette mais rude.

Quelques gros bruits secs, s'entendent par ci par-là dans le côté gauche, à divers moments, surtout au voisinage de la cicatrice de l'opération.

Actuellement (Mars 1876), la guérison ne s'est pas démentie. Il n'existe plus aucune déformation du côté. La respiration s'entend avec une grande pureté, dans toute la hauteur du thorax, et même un peu au-dessous de la cicatrice. La percussion ne fait apprécier que des différences insignifiantes. Aucun signe sthétoscopique particulier.

La santé générale est excellente. Des courses à pied de 6 à 7 lieues dans une même journée, ne produisent pas le moindre malaise. Les doigts, jadis déformés d'une façon extraordinaire, ont repris ainsi que les ongles, leurs caractères habituels.

OBSERVATION III.

CONTUSION DU THORAX. — PLEURO-PNEUMONIE. — PLEURÉSIE PURULENTE. — LARGE OUVERTURE DE LA POITRINE. — GRANDS LAVAGES. — GUÉRISON COMPLÈTE SANS FISTULE.

Bourge, (Victor) 30 ans, charretier. Entré le 12 février 73, service de M. Dolbeau, 1er pavillon, n° 17, à l'hôpital Beaujon.

Il raconte qu'avant-hier, dans un ressaut, le brancard de sa charrette, lui a heurté violemment le côté droit de la poitrine. Tendance à la syncope; rentre chez lui. Le lendemain matin après quelques efforts de toux, il crache du sang à plusieurs reprises, par gorgée deux fois, si bien qu'il en rend un bon verre. Une douleur vive du côté persistant encore le lendemain, 12 février, il se fait admettre à l'hôpital.

13 *février* — A la visite, il se plaint beaucoup de son côté. Il tousse souvent ; peau chaude, pouls fréquent, langue blanche. On ne trouve pas de fracture de côte.

A la percussion, submatité peu prononcée ; respiration mêlée de râles souscrépitants nombreux, assez bien entendue partout.

Diagnostic : contusion du thorax et du poumon.

Traitement 20 ventouses scarifiées.

14 *février*. — La douleur a un peu diminué. Le malade n'a pas dormi ; fièvre assez forte, toux fréquente, ses crachats renferment un peu de sang et sont épais. Pas d'oppression bien marquée.

Une bouteille d'eau de Sedlitz.

Malgré l'apparence un peu sérieuse de ces symptômes, on espérait que cette maladie se terminerait rapidement par la guérison spontanée ; on laisse le malade un peu de côté pendant les trois ou quatre jours qui suivent.

19 *février*.— Notre attention est appelée vivement sur lui de nouveau. Bien loin d'être mieux, il présente une aggravation de tous les symptômes. Point de côté, toux par quintes fatigantes, crachats peu abondants, épais, striés de sang.

L'auscultation fait entendre au niveau du point contusionné, une respiration souflante, mêlée de râles souscrépitants, très fins parfois. Point de râles crépitants proprement dits.

A la base du thorax, à droite toujours, matité très-nette sur une hauteur de 3 à 4 travers de doigt. Diminution des vibrations thoraciques, pas d'œgophonie.

Diagnostic : pleuro-pneumonie.

Un vésicatoire, potion kermétisée.

23 *février*.— L'épanchement occupe maintenant la moitié

de la hauteur de la poitrine. La respiration s'entend pourtant jusqu'en bas, soufflante et mêlée de gros râles humides. Mais ce sont là des bruits transmis, je crois.

Le malade est très souffrant, il ne mange presque rien, ne dort pas, maigrit à vue d'œil.

26 *février.* — L'épanchement a un peu augmenté. L'oppression est très marquée sans être extrême. Le faciès du malade est très altéré. La fièvre est constante avec un petit redoublement le soir. La pommette droite est rouge. L'appétit est totalement perdu. Diarrhée, sueurs nocturnes, toutes les apparences de la phthisie avancée.

On se demande dans le service si l'on n'a pas en effet affaire à une fonte rapide de tubercules qui auraient sommeillé jusque-là. Mais rien dans les antécédents, ni dans l'aspect habituel du malade n'autorise cette supposition.

Arrivé au niveau de la partie moyenne de l'omoplate, l'épanchement n'a pas augmenté davantage. Une respiration très forte, mêlée de râles nombreux très divers s'entendait dans le tiers supérieur du poumon. Dans tout le reste de la poitrine on pouvait percevoir un bruit respiratoire soufflant, mêlé de gros râles, qui ne paraissait pas être placé sous l'oreille mais qui semblait peu éloigné. Pourtant la matité dans les 2 3 inférieurs de la poitrine était complète, les vibrations thoraciques absolument perdues. Le foie paraissait un peu abaissé.

Je pensais pour ma part que nous étions là en présence d'un épanchement considérable qui probablement était ou allait être purulent. Comme je sortais du service de M. Moutard Martin où j'avais été témoin de plusieurs faits analogues, mon excellent maître, M. Dolbeau, voulut bien me confier tout particulièrement ce malade.

L'état général devenait graduellement plus mauvais; fièvre continuelle, chaleur intense, des alternatives de diarrhée et de constipation, aucun appétit, des sueurs nocturnes de plus en plus abondantes, de la prostration avec menaces d'escarres.

7 mars. — Examinant les malléoles, ce que je faisais depuis quelques jours déjà, j'y découvre un peu d'œdème. Je m'appuyai sur ce signe pour affirmer que l'épanchement était décidément devenu purulent.

8 mars. — Pouls 116. Temp. 39°7

L'œdème des malléoles est à peu près tel qu'hier. M. Dolbeau prie M. Moutard Martin de venir voir son malade. M. Moutard Martin reconnait un vaste épanchement de la cavité pleurale droite, probablement purulent. Ponction avec l'aspirateur de Dieulafoy, il sort quelques cuillerées de pus épais, puis la canule se trouve bouchée par un grumeau albumineux.

M. Dolbeau pratique séance tenante, l'ouverture de la poitrine au niveau du 7° espace intercostal, à la partie postérieure du thorax. Plaie extérieure large de 7 à 8 centimètres. Ouverture à la plèvre de 4 à 5 centimètres. Il sort une quantité abondante de pus non fétide, nullement teinté de de sang, avec des paquets peu volumineux, mais nombreux de fausses membranes molles, albumineuses. Un faisceau de tubes perforés dans l'ouverture; charpie, bandage de corps. M. Dolbeau préfère qu'on laisse reposer aujourd'hui le malade sans lui faire d'injections. — Quinine, vin, alcool.

9 mars. — Pouls, 92. T. 38°2.

Il ne se sent pas mal, mais il n'a pas beaucoup reposé. On place deux tubes en caoutchouc de 7 milimètres dans l'ouverture, plongeant de 15 à 20 centimètres ; — 2 grands lavages dans la journée.

10 mars. — P. 108. T. 38°8.

Il a peu dormi. Pas d'appétit. 2 grands lavages. Pus sans odeur.

11 mars. — P. 112, T. 39°5.

L'état général n'est pas modifié. Le pus a un peu d'odeur.
Toujours deux grands lavages par jour à l'eau alcolisée.
La plèvre reçoit le contenu entier du grand irrigateur dont
on se sert (1 litre).

12 *mars*. — P. 100 T. 39 — a sué la nuit.

Soir, P. 120, T. 38° 4.

13 *mars*. — Mieux marqué. Il a dormi plusieurs heures.
Pourtant le pansement sent mauvais.

P. 104, T. 37, 8.
Soir, P. 124, T. 38° 7.

14 *mars*. — Notre malade ne se relève pas; il a eu de la
diarrhée toute la nuit. — Sueurs abondantes. Il est faible,
refuse de manger. On lui fait prendre le plus de vin possible. Diascordium bismuth.

Lavements opiacés : P. 114, T. 38°, 8.
Lavages au vin : Soir, P. 116, T. 39°.

15 *mars*. — Il a toussé beaucoup plus qu'à l'ordinaire.
Il est très fatigué. Le pus a une odeur infecte de gangrène
pulmonaire. La diarrhée continue. L'alimentation ne se
fait pas.

P. 108, T. 39.
Soir, P. 120, T. 40°.

Deux lavages au vin dans la journée.

16 *mars*. — La température est à 40° 4, P. 120. Suppuration
très-fétide. Le vin n'a pas l'air de le modifier beaucoup. On
est disposé à porter pronostic funeste. On remplace l'injection vineuse par de l'eau additionnée de 1,5 d'alcool et 1/30
environ de teinture d'iode. Deux lavages dans la journée et
un 3° dans la soirée. Soir, pouls 120, T. 39° 8.

17 *mars*. — T. 39° 7, P. 112 le matin.

Je pratique 4 grands lavages (7 h. et 11 h. matin, 5 h. et
8 h. du soir). Au pansement de cinq heures, l'injection a

provoqué une toux spasmodique très-forte. Petits accès de
suffocation. Le malade a senti monter jusqu'à sa bouche un
peu du liquide injecté, et il en a craché quelques gouttes.
Le même fait se reproduit aux lavages suivants.

18 *mars*. — Toute diarrhée a disparu, mais le malade a
peu dormi. Il n'y a plus la moindre odeur. A chaque lavage,
quand la cavité thoracique est pleine, si on gêne un peu
l'écoulement du liquide par le tube de sortie, on provoque
de l'anxiété, de la toux et l'arrivée dans la bouche d'un peu
de liquide. La plèvre ne contient plus que 3,4 de litre.

> Matin T. 38, 2, P. 100.
> Soir T. 38, 4, P. 104.

19 *mars*. — Il a bien dormi, pas de diarrhée, peu d'appétit : il mange pourtant une cotelette.

> P. 90, T. 38, 0.

Trois lavages dans la journée.

> Le soir P. 100, T. 38.

20 *mars*. — Mieux très-marqué. Il a dormi toute la nuit
Son faciès est bien meilleur. Il dit qu'il mangerait volon-
tiers. Je ne fais plus que deux lavages.

21 *mars*. — L'injection ne provoque plus ni toux ni suffocation. Si on la force un peu, elle cause une douleur très-
vive dans l'épaule droite. Cette douleur est provoquée quelquefois par une simple traction sur les tuyaux. Peu de suppuration. Appétit ; pas de diarrhée.

> Matin T. 37, 8, P. 83.
> Soir T. 38, 0, P. 96.

22 *mars*. —   Matin T. 38, 0, P. 96·

Un peu plus de suppuration qu'à l'ordinaire.

> Soir T. 38, 5, P. 96.

23 *mars*. —   T. 37, 7, P. 92.

Il va décidemment très-bien. Mais il n'a pas l'appétit féroce que l'on voit quelquefois. On ne laisse plus qu'un
seul tube perforé. A partir de cette date, la marche, de le maladie n'est plus troublée ; je donnerai une idée suffisante de
la continuité dans le bien qui s'est établie, en reproduisant
le tableau du pouls et de la température pris le matin.

21 mars 37°, 8 — P. 92.
25 — 37°, 8 — P. 81.
25 — 37°, 8 — P. 88.
28 — 37°, 6 — P. 84.
29 — 37°, 4 — P. 88.
30 — 37°, 6 — P. 84. •
31 — 37°, 6 — P. 88.
1ᵉʳ avril 37°, 5 — P. 75.

On a toujours pratiqué deux lavages par jour ; à partir du
commencement d'avril, il va si bien que nous ne prenons
plus note de sa température. La cavité de la plèvre s'était
rétrécie très-rapidement. Dès les premiers jours de mai,
elle n'admettait plus que quelques cuillerées de liquide.

On fit à plusieurs reprises des tentatives prématurées
d'enlèvement du tube. Il fallut le replacer chaque fois. A la
fin de mai on ne laissa plus dans le trajet de la paroi thoracique qu'un bout de tube de caoutchouc de petit calibre,
de 5 à 6 centimètres de long, bien fixé au dehors par des
fils engagés dans du collodion. Bientôt on a dû cesser les injections. Il n'entrait plus rien dans la plèvre, le petit tuyau
fournissait à peine quelques gouttes de pus venues évidemment du trajet.

15 *Juin.* — Le petit tube est enlevé. Le soir la plaie est
trouvée cicatrisée.

25 *Juin.* — Le malade partait pour Vincennes, parfaitement guéri. Au moment de son départ il est très-bien portant. Depuis un mois surtout il a très-bien repris, le côté
droit est peu déformé. Il ne l'a jamais été énormément, et

seulement d'une façon tout à fait passagère vers le quinzième ou vingtième jour.

La respiration s'entend dans toute la hauteur du poumon droit, pure en avant et en haut, un peu rude dans tout le reste, mêlée en arrière de gros râles secs peut-être des frottements.

Juillet. — Le malade n'est resté que 10 jours à Vincennes. Il vient nous voir au sortir de cet asile comme il nous l'a promis. Il va très-bien, ne tousse pas, marche toute la journée sans se fatiguer. Il est sorti sur sa demande pour reprendre sa place de charretier. Son côté droit ne présente vraiment pas de déformation notable. Au niveau de la cicatrice, sur le côté inférieur, nous sentons une production dure qui prend naissance sur cet os, un osthéophyte évidemment. La pression sur ce point est un peu douloureuse. Rien de nouveau à noter dans les phénomènes de percussion et d'auscultation.

OBSERVATION IV.

KYSTE HYDATIQUE DU FOIE ROMPU DANS LA PLÈVRE DROITE.
— PLEURÉSIE PURULENTE SURAIGUE. — LARGE INCISION DE
LA POITRINE. — AMÉLIORATION.

C. H. 57 ans, ancien militaire; entré à l'hôpital Beaujon, service de M. Moutard-Martin, salle St-François, n° 7, le 5 août 1872.

Il a toujours joui d'une excellente santé, à part des fièvres paludéennes qu'il a contractées en Afrique, il n'a jamais eu aucune maladie. Blessé plusieurs fois.

Il raconte que depuis plusieurs années, il éprouvait une gêne assez marquée dans le côté droit de la poitrine, et des douleurs peu considérables mais continuelles. Cet état de malaise a augmenté dans ces derniers jours, c'est ce qui le détermine à entrer à l'hôpital.

Examen de la poitrine :

L'inspection fait constater une dilatation du thorax à sa partie inférieure. Cette dilatation commence brusquement au niveau du 6ᵉ espace intercostal; les côtes inférieures sont fortement repoussées en dehors, de façon à former sans aucune transition, une saillie qui semble dépasser de 2 à 3 travers de doigt le niveau normal du thorax.

Matité absolue au niveau de cette dilatation. Aucun bruit respiratoire dans les mêmes points; au-dessus la respiration s'entend nette, tout de suite. En bas, le foie est abaissé, mais peu, on le sent à peine au-dessous du rebord thoracique.

On diagnostique pleurésie enkystée, très-ancienne sans doute; une ponction fut pratiquée dans l'espace mat, à travers le huitième espace intercostal, en arrière; aspiration de près d'un litre d'un liquide jaune, épais, sirupeux, que l'on prend d'abord pour du pus, mais qui n'en a pas les réactions. Examiné au microscope, ce liquide laissa voir uniquement une quantité innombrable de paillettes de cholestérine.

Dès le lendemain de la ponction, on observa un malaise assez marqué : fièvre, toux, oppression, augmentation de la matité en arrière, un peu de soufle, bref, toutes les apparences d'un réchauffement de la pleurésie diagnostiquée.

Ces accidents fébriles durèrent 7 à 8 jours, au bout desquels le malade revint à l'état primitif ou à peu près.

Au commencement de septembre, M. Moutard-Martin, pratique une 2ᵉ ponction dans le même point que la première fois, il retire encore environ un litre d'un liquide pareil à celui de la première ponction, mais qui semble un peu dilué.

A la suite de cette seconde thoracentèse, se montra un

épanchement pleurétique considérable, qui occupa rapidement toute la moitié inférieure du thorax .Fièvre, toux
souffle bronchique, égophonie'.

On applique deux vésicatoires ; diurétiques; purgatifs.
Les phénomènes aigus s'appaisent peu à peu ; pourtant le
malade reste plus souffrant qu'avant les thoracentèses.

Ennuyé de ne pas guérir assez vite, il quitte l'hôpital le
17 septembre 1872.

24 octobre 1872.— Le malade rentre dans le service, un peu
plus d'un mois après sa sortie, mais dans un état bien dif-
férent. Il est littéralement asphyxiant ; 44 respirations par
minutes; la face est cyanosée, bouffie, œdème général, le
tronc et les membres sont également pris ; le bras droit est
plus œdèmatié que le reste du corps. — Le cœur bat régulièrement 96 fois par minute; le pouls radial est de temps
en temps difficile à sentir. L'appétit n'est pas complètement
perdu ; mais les digestions sont très-pénibles. Miction normale.

Température très-basse. T. axill. 35'8.

Cet état épouvantable s'est développé rapidement après
sa sortie de l'hôpital; à peine chez lui, il a été saisi, dit-il,
de douleurs terribles dans les épaules, les côtés, les reins,
un peu partout. Bientôt une grande oppression est arrivée.
Etouffements continuels ; impossibilité de rester en place.
Fièvre vive tous les soirs, et sueurs nocturnes. Cet homme
qui est très-énergique est resté dans cet état chez lui presque sans soins plus de 3 semaines. S'il nous revient
aujourd'hui, c'est qu'il est à bout de forces. Il est bien
persuadé qu'il va succomber.

25 octobre. — M. Moutard Martin constate une matité
complète dans tout le côté droit de la poitrine en arrière.
On n'entend là aucun bruit respiratoire. Un peu de son ;
souffle assez rude dans la moitié supérieure et antérieure

9

de la poitrine. Tout le côté droit est aujourd'hui uniformé-
ment dilaté.

On diagnostique pleurésie purulente, à cause de l'œdème,
et de l'intensité des phénomènes généraux, et on pratique
séance tenante, car il y a urgence, une thoracentèse qui
donne issue à 1400 grammes de pus séreux, sans odeur.
Tout le contenu de la plèvre est loin d'avoir été retiré.
Le malade à la suite de l'opération éprouve un violent
malaise ; accès de suffocation. Ces phénomènes s'étaient
déjà montrés aux précédentes ponctions. L'ouverture de la
plèvre par incision est décidée pour le lendemain.

26 octobre. — Le malade est toujours asphyxiant ; parole
brève, saccadée ; lèvres bleuâtres, orthopnée, T. axill. 36°.

Large ouverture de la poitrine dans le 8° espace intercostal ; il sort un peu de pus, puis rien. L'ouverture est
fermée par une énorme membrane. On la retire avec des
pinces. Elle est molle, gélatineuse, et constitue une énorme
poche ouverte du volume de la tête d'un enfant de 3 ou
4 ans. Avec elle viennent une centaine de kystes blanc
de lait, dont le volume varie depuis celui d'une pomme d'api,
jusqu'à celui d'une petite bille. Nous avons affaire à un
kyste à échinocoques.

Les résultats de l'opération sont les plus simples du
monde. Soulagement immédiat.

On fait les premiers jours 3 lavages avec l'eau alcoolisée
et iodée dans les 24 heures ; puis deux seulement.

30 octobre. — 4 jours après l'opération. L'œdème a complétement disparu. Températ. axill. 37° 4.

31 octobre. — Très-bon appétit. Respiration facile ;
il s'assied tout seul dans son lit, et peut se mettre sur
le côté.

Au lavage du soir, un des tuyaux de caoutchouc qui ont
été laissés dans le thorax se bouche. On le retire ; et on
trouve engagé dans son extrémité un petit kyste. Ce fait

se reproduit souvent pendant les 15 jours qui suivent l'opération. Plus tard on n'a plus retrouvé de kystes. — Au bout d'un mois on ne laissa plus plonger dans la cavité pleurale qu'un seul tube perforé.

Le malade pendant tout le temps que j'ai pu l'observer n'a jamais présenté aucun phénomène d'infection putride. Pas d'odeur du pus ; aucun symptôme général ; rétablissement rapide et complet de sa santé. Le poumon s'était dilaté avec la plus grande facilité ; le premier janvier 1873 la cavité thoracique était si réduite qu'elle ne contenait pas plus de 50 grammes de liquide. Pourtant la quantité de pus fournie à chaque pansement était assez considérable.

Elle diminua dans le courant de janvier 1873, si bien que l'on essaya de supprimer le tube vers la fin de ce mois, mais cette tentative ne réussit pas. Le malade fut pris des accidents de la rétention du pus, et il fallut replacer un tuyau.

Dans le milieu de février, il allait très-bien, et semblait devoir guérir prochainement lorsqu'il quitta brusquement l'hôpital à la suite d'une querelle qu'il eut dans le service.

Au mois de mai 1874, plus d'un an après sa sortie de Beaujon, C. me pria d'aller le voir chez lui. Je le trouvai dans le plus triste état que l'on puisse imaginer. Anasarque très-développé, diarrhée, perte de l'appétit, plus de sommeil, abbattement profond.

Il me raconta qu'après sa sortie de l'hôpital, il avait pendant plusieurs mois joui d'une assez bonne santé. Le tube qu'il avait conservé dans l'ouverture du thorax donnait issue à une suppuration modérée. Il pouvait aller et venir, et vaquer à toutes ses affaires sans incommodité.

Vers la fin de l'hiver, il a commencé à être plus souffrant, pendant plusieurs semaines il a eu la respiration très-gênée ; la suppuration est devenue très-abondante ; elle a pris une odeur forte qu'elle n'a jamais perdu depuis lors. Peu à peu toutes les fonctions sont devenues languissantes, et il est finalement tombé dans l'état où il est aujourd'hui.

Ce malade était placé dans d'assez mauvaises conditions hygiéniques. C'est à peine s'il faisait faire de temps en temps quelques lavages fort incomplets par son tube, aussi la suppuration exhalait-elle une odeur horriblement fétide. Je lui fis séance tenante de grandes injections qui déterminèrent l'issue d'une certaine quantité de membranes minces et flottantes. Je pensai qu'une 2ᵉ poche à échinocoques avait dû s'ouvrir quelques temps auparavant dans le trajet fistuleux.

L'état du malade était désespéré; je lui conseillai de revenir à Beaujon. Il y entra dans le service du professeur Dolbeau. Malgré les lavages qui furent dès lors pratiqués avec soin, et quoique le pus eut rapidement perdu ses fâcheux caractères, il succomba au bout d'un mois, aux progrès d'une albuminurie qu'il avait été facile de constater à son entrée.

A l'autopsie, on trouva les reins volumineux, amyloïdes.

Le foie dégénéré aussi, n'était pas très-volumineux. Il adhérait au diaphragme par la plus grande partie de sa surface convexe. Une sonde introduite par l'ouverture thoracique pénétrait dans son intérieur à une petite profondeur, 3 à 4 centimètres au plus, par une ouverture froncée, assez dure, comme cicatricielle, qui se continuait avec un trajet fistuleux étroit étendu presque transversalement à la base du poumon. La cavité qui occupait ainsi la partie supérieure du foie était large au plus d'un centimètre. Elle était formée de tous les côtés par un tissu cellulaire épais. Il était impossible de dire s'il y avait eu là deux poches kystiques plutôt qu'une.

A la face supérieure du lobe gauche du foie existait une poche kystique, grosse comme le poing, allongée dans le

sens vertical. Cette poche avait distendu, éraillé le diaphragme, si bien qu'elle était logée tout entière dans la
cavité thoracique gauche, où elle formait une saillie trè-éle-
vée en dehors du péricarde. On reconnaissait, malgré leur
écartement, les fibres musculaires du diaphragme à la surface de cette saillie. Le sommet du kyste adhérait à la
base du poumon gauche sur une assez petite étendue.

Le poumon gauche était parfaitement sain.

Le poumon droit sain partout, lui aussi, avait à peu près
les dimensions normales. La plèvre viscérale était unie
dans tous les points à la plèvre pariétale par des adhérences filamenteuses de tissu conjonctif, peu serrées, entre
lesquelles semblaient exister de nombreux espaces vides.
Le trajet fistuleux traversait la partie inférieure du thorax
pour gagner le foie; mais à son voisinage, il n'y avait aucune altération du poumon.

Dans le péricarde, on trouvait entre le feuillet viscéral et
le feuillet pariétal, des adhérences très-nombreuses, presque aussi intimes que celles qui unissaient les deux feuillets de la plèvre, et tout à fait semblables au point de vue
anatomique.

OBSERVATION V.

PLEURÉSIE SÉREUSE TRÈS-ABONDANTE, DEVENUE PURULENTE
APRÈS PLUSIEURS THORACENTÈSES. — OPÉRATION DE L'EM-
PYÈME, FAITE DANS UNE PÉRIODE DEMI-ASPHYXIQUE. —
MORT LE SOIR DE L'OPÉRATION. — AUTOPSIE. *Communi-
quée par M. le Docteur Liouville.)*

Gastelle Eugène, 45 ans, garçon maçon, entre à l'Hôtel-
Dieu dans le service de M. le professeur Béhier, suppléé par
M. Henry Liouville, le 8 octobre 1875. Il est couché salle
Ste-Jeanne, lit n° 38.

Antécédents bons. Pas de maladies antérieures. Ni rhumatisme, ni palpitations, ni rhumes fréquents. Jamais d'œdème. Son état l'exposait à toutes les intempéries. Cependant il ne parait pas avoir été sujet aux bronchites. Il y a environ deux mois, il ressentit des élancements douloureux dans le côté gauche; il négligea de se soigner et continua son travail. Les phénomènes morbides allèrent s'accentuant; il était court d'haleine, avait du vertige en montant aux échelles. L'avant-veille de son entrée à l'hôpital, 6 octobre, il dût cesser son travail à cause de l'oppression qui augmentait toujours. Il tousse peu, et n'a pas de sueurs nocturnes. Il y a 15 jours, il a rendu une petite quantité de sang qui formaient seulement quelques stries, au milieu de ses crachats. Il accuse quelques accès fébriles qui doivent avoir été fort légers, vu le peu d'importance qu'il leur attribue.

À l'examen on trouve, côté gauche du thorax : matité absolue, complète, en avant et en arrière. Elle remonte jusqu'à la clavicule. Les battements du cœur s'entendent à droite du mamelon droit beaucoup plus nettement qu'à gauche. Voussure marquée à gauche.

Circonférence totale de la poitrine. 88 centimètres.

En avant et en arrière. souffle lointain aux sommets, silence aux bases.

Thoracentèse le 9 au matin, liquide séreux; le malade cause pendant l'opération. Une première quinte de toux se produit après l'extraction d'un litre et demi de liquide. Quinte plus forte après deux litres et demi, elle se reproduit à plusieurs reprises. Le pouls est bon, la ponction donne en tout 3 litres 1 2 de liquide environ. Température 38°,6 P. 80). Après la visite, on constate autour de la piqûre de l'emphysème sous-cutané.

Le soir, l'emphysème s'est étendu, la respiration a un timbre amphoro-métallique. Bruit de succussion. Dans la journée le malade a rendu à peu près la moitié de son crachoir d'un liquide à demi-clair

10 *octobre*. — La nuit a été bonne; expectoration diminuée de quantité. Emphysème sous-cutané très-net étendu à tout le côté gauche. A l'auscultation de ce côté, timbre amphoro-métallique, voix intacte; bruit de succussion hippocratique. Les secousses que l'on imprime au malade pour le provoquer amènent quelquefois une quinte sans expectoration. A la percussion, sonorité comme d'un tambour sous la clavicule gauche. Le côté droit est normal. L'état général est bon, le malade demande à manger.

Circonférence au niveau des mamelons 87 centimètres. Le cœur ne s'entend pas encore à gauche, mais les battements sont moins distincts au mamelon droit T. 37° 8.

Le soir T. 38, 7 — P. 96.

11 *octobre*. — P. 88, T. 37°,0 mêmes phénomènes, le soir T. 38°,0 — P. 96 — Le liquide remonte jusqu'à l'angle de l'omoplate. Plus d'emphysème sous-cutané.

12 *octobre*. — T. 37° 4 — P. 90 persistance des mêmes phénomènes.

13 *octobre*. — Matin P. 88 — T. 37°,6. La matité remonte en avant à un travers de doigt de la clavicule gauche. Vibrations thoraciques diminuées.

14 *octobre*. — T. 37°,3 — P. 92 à peine sensible; macération de digitale 0,20 centigr. Les jours suivants l'état du malade ne varie guère, malgré la continuation de la digitale et l'application d'un vésicatoire.

20 *octobre*. — Le malade a eu trois vomissements pendant la nuit. On cesse la digitale.

21 *octobre*. — Expectoration très-liquide, séreuse; quelques mucosités nagent dans un liquide assez abondant, blanc jaunâtre, rappelant par sa consistance le sirop de gomme; sur les bords du vase, spumes aérées. Dans le fond dépôt blanc jaunâtre, ce liquide est très-albumineux.

25 *octobre*. — Matin T. 37°,0. P.80. Diarrhée depuis deux jours avec un peu d'atténuation cette nuit. Le malade se trouve mieux. Respiration plus facile. Mêmes signes d'hydropneumothorax. Langue humide, peu d'appétit. L'expectoration est toujours sirupeuse, aérée, albumineuse.

Le soir T. 37°,0 pouls 80.

Un vésicatoire est appliqué le 27 octobre.

30 *octobre*. — L'expectoration moins abondante, de même qualité a continué. Matin P. 88 T. 37°,0. La matité atteint presque la clavicule. Absence complète du murmure vésiculaire. Pectoriloquie en haut seulement. Bruit de succussion.

Deuxième ponction à dix heures du matin. Liquide hémorrhagique. Première quinte de toux après un litre et demi. Une deuxième après un litre trois quarts. Une troisième après trois litres. On arrête l'aspiration. Soulagement le soir.

31 *octobre*. — Il a bien passé la nuit. Pouls calme petit régulier. Sonorité tympanique sous la clavicule gauche. Respiration amphoro-métallique. Succussion hippocratique.

Vers trois à quatre heures du soir, très-fort frisson prolongé, qui s'est terminé par chaleur, sueur. Toux fréquente, douloureuse, expectoration peu abondante, blanchâtre.

1er *novembre*. — Matin P. 96 T. 37°,4, Soir P. 80. T. 39°,8. Faciès pâle, peu de sommeil, amaigrissement notable. Diarrhée assez forte.

2 *novembre*. — Matin P. 114. T. 38°,3
Soir P. 108. T. 38°,8 pouls petit.

Plus de crachats. Vésicatoire. Urine peu abondante foncée, sans albumine. Il a une forte diarrhée du 3 au 4 novembre. (11 à 12 selles).

5 *novembre*. — On constate une douleur gravative siégeant dans toute l'épaule gauche. Vésicatoire.

6 *novembre*. — Le malade est très-abattu. Le 7, 200 gr. d'urine trouble. Dépôts blanchâtres.

8 *novembre*. — Diarrhée abondante, peau chaude, soif vive, sueur la nuit, œdème des parois thoraciques et de l'épiglotte. Voussure prononcée à gauche. Matin T. 37°,6 P. 104. Soir T. 38°,1. P. 120.

9 *novembre*. — La voussure est très-prononcée du côté gauche ainsi que l'œdème.

10 *novembre*. — Matin T. 37°,2, P. 130.
Soir T. 37°,8, P. 120.

11 *novembre*. — Pas d'expectoration depuis trois ou quatre jours, peu d'urine et moins de diarrhée.

Matin. T. 37,6, P. 107 petit.
Soir T. 37°.7, P. 112.

12 *novembre*. — Diarrhée, dyspnée, urine peu abondante, très-sédimenteuse. Depuis hier, il présente un état d'asphyxie commençante qui éveille l'attention. P. 112 T. 37,5 le matin.

Le soir P. 124 T. 39°,0. 33 respiration. Le malade étouffe. 25 ventouses scarifiées.

13 *novembre*. — L'état asphyxique est plus prononcé. Les ventouses n'ont pas soulagé le malade. Sueurs froides et visqueuses ; extrémités froides ; abattement profond.

Le professeur Richet pratique l'opération de l'empyème au moyen d'une incision qui, large pour les tissus péripleuraux, est assez petite au niveau de la plèvre.

M. Richet veut éviter un écoulement considérable tout de suite ; il place dans l'ouverture un double drain.

Il sort un liquide hemato-purulent et des fausses membranes. Pendant l'opération l'état asphyxique était si prononce que le malade ne sentit aucune douleur.

A midi il était un peu reposé avait dormi quelques instants et pris avec plaisir des boissons réconfortantes,

P. 116 — Respiration, 36.
A 2 heures 50 minutes on notait P. 120 — respirations 40
A 5 heures du soir . . . . . P. 110 — respirations 48
    T. 37°,4

Sueur abondante, toux fréquente. Il éprouve le besoin de cracher, mais il ne peut le satisfaire.

14 *Nov.* — On note à la visite P. 132, Respir. 52 T. 39°,0; le malade très-asphyxiant, meurt pendant le pansement. On put songer un instant qu'il avait été pris d'une simple syncope et on agit dans ce sens en faisaut toutes les tentatives possibles avec méthode, promptitude et énergie. (Respiration artificielle, électrisation graduée avec les deux sortes de courants). Ces efforts furent prolongés sans résultat pendant une demi-heure. Le malade succombait évidemment aux progrès d'une asphyxie qui remontait à trois où quatre jour.

Autopsie faite le 15 novembre. — On trouve le cœur placé juste au milieu du thorax, reposant sur la colonne vertébrale. La poche formée par la cavité pleurale gauche est béante. Elle s'étend à tout le côté depuis le sommet du poumon jusqu'au diaphragme qui par suite de l'accumulation du liquide dans ce point parait un peu descendu. Cette poche très-adhérente à la paroi thoracique ne peut être enlevée qu'en rasant les côtes avec un couteau. Du côté du médiastin, elle recouvre le poumon qui, réduit au quart de son volume normal, et nullement visible d'ailleurs, se trouve pressé le long de la colonne vertébrale. On voit dans la poche au niveau du 7me espace intercostal, l'incision qui a été faite par M. Richet. Quelques caillots noirâtres la rendent plus apparente. Le fond de la poche contient une masse de fausses membranes qui forment une cloison transversale, divisant la grande cavité en deux cavités secondaires qui pourtant communiquent ensemble; l'une supérieure dans dans laquelle aboutit l'incision, elle est vide; l'autre inférieure presque remplie par un mélange de pus et de fausses membranes. La poche est enlevée tout entière avec le cœur, les poumons et le diaphragme. Elle est mise de côté pour être examinée plus à loisir (voir à la suite'. M. Liouville, constate cependant tout de suite que le poumon gauche, ratatiné, dur, densifié est pourtant capable de se dilater par l'insufflation, au point d'acquérir près du double de son volume.

Le poumon droit dans son lobe inférieur est très-congestionné. Quelques morceaux vont au fond de l'eau. Le lobe supérieur quoique congestionné paraît sain; pas de tubercules. La surface de ce poumon commence à se couvrir de petites fausses membranes indiquant un commencement de pleurésie de ce côté. (Pleuro-pneumonie'.

Cœur. — Le péricarde présente quelques petites taches laiteuses. Il renferme environ 100 grammes d'un liquide jaunâtre, dans lequel flottent de petits flocons pseudo-membraneux.

Le ventricule gauche' contient des caillots allongés presque complétement décolorés.

Le ventricule droit est presque rempli par un dépôt fibrineux, blanchâtre, qui pénètre dans tous les intervalles des piliers du cœur, qui les remplit et qui leur adhère au point d'être difficiles à démêler d'avec la substance propre du cœur. Quelques caillots rougeâtres, minces, recouvrent par places cette masse décolorée. Au niveau de l'artère pulmonaire la masse qui remplit le ventricule envoie un prolongement fibrineux, décoloré, de la dimension du pouce à peu près dans la cavité de l'artère. La formation de tous ces caillots blanchâtres, doit remonter à quatre ou cinq jours. C'est une preuve de plus de ce fait, que l'asphyxie a dû commencer à cette époque.

Examen de la pièce fait au laboratoire de l'Hôtel-Dieu.

La pièce consiste dans le sac pleural gauche qui a été enlevé dans sa totalité. On a conservé le poumon gauche et le cœur. Le poumon droit qui a été retranché ne présentait aucune lésion. Il est difficile de se rendre compte de la capacité de la poche qui est largement ouverte. La circonférence des parois mesure 1 mètre 10 centimètres. Le poumon gauche forme une saillie à peu près grosse comme le poing, mais un peu plus allongée que large. Il constitue une sorte d'ovoïde adhérent à la paroi médiastine suivant sa longueur par le cinquième environ de sa surface. Il est libre dans toutes les autres parties, sauf supérieurement, où il adhère intimement au sommet de la cavité pleurale par une sorte de large pédicule à diamètre presque aussi considérable que son diamètre profond. On peut avec le doigt contourner cette espèce d'adhérence. La paroi externe de la poche pleurale présente une ouverture de 1 1,2 centimètre seulement de long, à bords un peu ulcérés. C'est l'ouverture qui la veille de la mort a été pratiquée par M. Richet. La surface interne de cette poche est remarquable par l'aspect mamelonné qu'elle présente. Elle est sillonnée par une foule de plis qui lui donnent l'aspect gaufré d'un cuir de Russie grossier. En quelques points, particulièrement au niveau de la plèvre pulmonaire, cet aspect mamelonné ne se retrouve plus. La surface est assez lisse et seulement un peu grenue et pulpeuse. La couleur de cette surface est jaune-rougeâtre. Par places, une imbibition sanguine a teint en rouge plus marqué cette surface. Si l'on essaie de soulever les parties qui se montrent ainsi à cette surface interne, on voit que par places et surtout dans les points où l'aspect mamelonné est très-marqué, elles adhèrent assez fortement aux parties profondes. Dans d'autres points au contraire, et spécialement au niveau de la partie inférieure de la plèvre costale, on peut soulever successivement un certain nombre de feuillets constitués par des membranes molles, peu consistantes, qui limitent des cavités communiquant les unes avec les autres. Un grand nombre de feuillets semblables ont été déjà enlevés. Ils forment une masse fibrineuse du volume d'une pomme. Sur toutes ces parties, il y a des dépôts flottants qui sont constitués par des fausses membranes. Quand on les incise, on tombe sur la plèvre; on la trouve très-irrégulière à sa surface, rouge et injectée des ilots très-rapprochés. Elle est très-épaissie. Le tissu cellulaire sous-pleural infiltré de graisse est plus abondant qu'à l'ordinaire. Au niveau du diaphragme, il présente une épaisseur de quatre à cinq millimètres. La plèvre, elle-même, à ce niveau mesure à peu près les mêmes dimensions. La fausse membrane dans le même point, peut avoir 1 millimètre.

La plèvre costale est épaisse d'environ 3 millimètres, les fausses membranes qui la tapissent à la partie supérieure n'ont pas plus de 1 2 millimètre. A la partie inférieure, la plèvre un peu plus mince est infiltrée et injectée de sang que l'on fait sourdre à la pression. Sur la saillie qui représente le poumon à l'état de rétraction, les fausses membranes sont plus minces encore que sur les autres parties de la plèvre. Au-dessous d'elles on trouve la plèvre pulmonaire assez épaissie, mais ne dépassant pas sur les points où elle l'est le plus, 1 millimètre. En quelques endroits, spécialement aux parties inférieures, cette épaisseur même est bien moindre dès que l'on a râclé à ce niveau les fausses membranes. On aperçoit à travers une plèvre aussi mince que d'ordinaire la couleur noire du tissu pulmonaire. Au niveau de la face antérieure du poumon, on peut soulever un lambeau des fausses membranes très-injectées et évidemment unies par des vaisseaux à la portion de la plèvre qui tapisse

la partie thoracique. Cette dernière en ce point parait avoir
à peu près son épaisseur normale.

En résumé, et malgré l'existence de cette dernière parti-
cularité, le poumon ne se trouve pas compris dans une
coque épaisse et capable de s'opposer absolument à une
dilatation. Notons encore une grande épaisseur de la plèvre
au niveau du cul de sac formé en avant et en arrière du
poumon par la réflexion de la plèvre médiastine. Elle est
plus épaisse là que partout ailleurs.

Une incision est pratiquée sur le poumon dans le sens
de la longueur et montre que cet organe est comprimé, mais
sain. On distingue facilement l'existence des deux lobes.
On peut même, sans trop de difficulté séparer avec le man-
che du scalpel les deux lobes en allant vers le hile du poumon. La carnification est complète. Peut-être cependant
y a-t-il quelques gaz logés dans l'épaisseur du tissu et
une crépitation vague, difficile à affirmer. M. Liouville
pense qu'il a introduit lui-même ces gaz en pratiquant
comme il l'a fait, l'insufflation de la pièce. Cette insufflation au moment de l'autopsie a amené d'une manière très-
manifeste la dilatation.

OBSERVATION VI.

PLEURÉSIE GAUCHE, SÉREUSE PRIMITIVEMENT ; PONCTIONNÉE
ET DEVENUE PURULENTE, EMPYÈME; ESPOIR DE GUÉRISON
PROCHAINE. (*Communiquée par mon collègue et ami An-
dral, interne des hôpitaux*.

X. Joséphine, couturière, 26 ans; rien à noter du côté de
ses parents.

Santé habituellement bonne, mère de deux enfants; une
métrite d'origine inconnue en juin 1874, qui guérit complé-

· tement au bout de six mois. Rien dans ses antécédents qui se rapporte à la maladie actuelle.

Le 4 août 1875 point de côté à gauche, dyspnée, un peu de fièvre. Ces symptômes s'aggravent les jours suivants. Quelques vomissements bilieux le 9ᵉ jour. Un médecin appelé prescrit un vomitif, et un vésicatoire. On applique en 12 jours 4 vésicatoires successifs. Au bout de ce temps la malade ne se trouvant pas mieux, ayant une fièvre assez vive, surtout le soir, des sueurs abondantes, etc., se décide à entrer à l'hôpital. Elle est reçue à la Charité le 25 août 1875 dans le service de M. Bourdon, suppléé par M. Gérin Rose.

Tous les signes d'une pleurésie avec épanchement considérable ayant été constatés, M. Gérin Rose fait une première thoracentèse le 26 août. On retire par aspiration 1450 gr. d'un liquide limpide, mais fortement coloré (bière brune) qui ne tarde pas à laisser déposer une abondante quantité de fibrine. Traitement général.

Respiration plus facile, point de côté moins vif; malgré cela l'état de la malade est médiocre; elle maigrit, ses traits s'étirent, l'appétit se perd. La fièvre est assez vive, surtout le soir. La température oscille, le matin entre 38° et 38° 6, le soir entre 39° et 39° 4 pour aller même parfois jusqu'à 40°. Pas de signes de tubercules.

Les signes d'un épanchement pleurétique persistaient encore le 22 octobre mais assez peu accusés pour qu'on pût se demander si la matité que l'on constatait dans le tiers inférieur du thorax en arrière, et le souffle que l'on entendait dans la même étendue, étaient dus à la présence d'un liquide renfermé dans la cavité thoracique, ou seulement à un épaississement de la plèvre avec induration pulmonaire. On notait bien une espèce d'œgophonie; mais ce signe ne paraissait pas avoir une grande valeur, la voix de la malade étant naturellement aigue et chevrotante. Lé côté était rétréci, plutôt que dilaté, si bien que M. Woillez après l'avoir mesuré se prononçait contre l'existence d'un. épanchement.

Pour lever tous les doutes, M. Gérin Roze pria M. Dieulafoy de ponctionner le malade. Cette opération donna issue à 200 grammes de pus mêlé de sang. Comme la malade gémissait beaucoup, et qu'elle avait de fortes quintes de toux, M. Dieulafoy ne voulut pas pousser plus loin l'aspiration.

Cette petite opération n'amena pas de changements favorables dans l'état de la malade. Elle baissait même de jour en jour. Plus d'appétit; fièvre vive, surtout le soir; parfois de la diarrhée; épuisement complet; maigreur portée aux dernières limites, alimentation impossible. Il était clair qu'il fallait de toute nécessité enlever le pus épanché dans la poitrine, si on voulait empêcher la malade de succomber sous très-peu de jours aux progrès de la fièvre hectique. Aussi après l'avoir soigneusement examinée, M. Bourdon rentré depuis peu dans son service, décida qu'il y avait lieu de procéder à l'opération de l'empyème.

L'opération fut faite le 18 novembre par M. Peyrot, aide d'anatomie de la Faculté. Il pratiqua d'abord une ponction aspiratrice au niveau de la matité, pour s'assurer de l'existence du pus. Puis, après avoir sectionné toutes les parties molles jusqu'à la surface de la 9e côte, au-dessous du point ponctionné, il porta la pointe du bistouri à plat, sur le bord supérieur de cette côte, coupant lentement les muscles intercostaux et la plèvre. Dès que la plèvre se trouva ouverte, un peu de pus s'écoula en bavant. Le bistouri boutonné fut introduit dans la petite ouverture et porté à plat, en rasant la côte, dans la partie postérieure de la plaie. L'incision fut ensuite prolongée en avant; mais le doigt porté dans l'ouverture, explorait à ce niveau la voie que devait suivre le bistouri.

Il s'écoula par l'incision 4 à 500 grammes de pus, et des

paquets assez volumineux de fausses membranes Il n'y eut aucun incident à noter.

La plèvre fut immédiatement nettoyée par des lavages faits à grande eau, avec un irrigateur. On introduisit ensuite dans l'ouverture deux gros tubes en caoutchouc longs de 15 centimètres et qui y furent maintenus à demeure. Des lavages furent faits deux fois par jour à l'aide du petit appareil suivant : un bocal de verre muni d'un tube d'écoulement inférieur est élevé au-dessus de la malade de 0,50 centimètres. Son tube est pourvu d'un tuyau en caoutchouc long de 1 m. 50, et terminé par un tube effilé. Il suffit quand le flacon est plein de liquide, d'introduire ce tube dans un des tuyaux de caoutchouc qui sont maintenus dans l'ouverture, pour emplir la cavité thoracique. On peut établir un courant continu dans la plèvre, le liquide qui entre par un tube, sortant par l'autre. On employait pour les lavages de l'eau tiède alcoolisée, légèrement iodée.

Malgré deux lavages quotidiens, la malade ne se remettait pas. Elle suait toujours beaucoup et avait une diarrhée fétide. M. Peyrot insista pour qu'on fit des lavages plus fréquents, et pendant plusieurs jours on en pratiqua jusqu'à 5 dans les 24 heures.

Grâce à ce traitement la diarrhée disparut, et au 31 décembre, la malade avait repris des forces et de la fraicheur ; elle était un peu moins maigre. La plaie extérieure était refermée ; il ne restait que l'ouverture nécessaire au passage des tubes. On ne faisait que 3 lavages depuis quelques jours.

A partir des premiers jours de 1876, on a supprimé un des tubes, et on n'a plus fait que 2 lavages par jour. La malade qui n'avait pas eu ses règles pendant toute sa maladie, a eu quelques maux de reins dans les premiers jours de janvier, et a remarqué à ce moment un peu de sang dans ses selles. Dans les premiers jours de février elle a eu ses règles pour la première fois depuis 6 mois. Elles n'ont pas été du reste très-abondantes. Elles ont manqué en mars.

Le 15 mars, la cavité est extrêmement petite, on n'injecte pas plus de 100 grammes de liquide. On remplace le gros tube par un autre beaucoup plus petit.

Le 31 mars on trouve la malade dans un état très-satis-faisant. Il n'y a plus dans le trajet qu'un très-mince tube, long de 10 centimètres. On ne peut plus injecter dans le trajet que 2 à 3 cuillerées de liquide. On se propose d'exci-ter le trajet par des injections plus chargées d'iode, et de retirer peu à peu le tube, de façon à obtenir des parties profondes vers la surface, une cicatrisation définitive.

Le côté n'est pas sensiblement déformé.

OBSERVATION VII.

ÉPITHÉLIOMA DE LA PAROI THORACIQUE; (GANGLIONS AXIL-LAIRES); DESTRUCTION PAR LES CAUSTIQUES. OUVERTURE DE LA CAVITÉ PLEURALE. — *Communiquée par M. le Dr L. Labbé*.

Cunot Charles, entré le 15 mars 1875. Salle Saint-Gabriel, lit n° 2; à l'hôpital de la Pitié, agé de 35 ans, a toujours joui d'une excellente santé. Depuis quelques mois, sur un nævus qu'il portait dans le flanc gauche s'est développée une tumeur maintenant exulcérée. Cette tumeur a une sur-face grande comme une pièce de cinq francs. — Son épais-seur moins considérable qu'autrefois, atteint à peine un demi centimètre; les bords sont renversés en dehors. Elle est mobile sur les parties profondes et ne parait pas dépasser en profondeur le tissu cellulaire sous-cutané. Elle est indolore. On trouve dans l'aisselle des ganglions très-volumineux formant une chaîne verticale, se prolongeant très-haut dans la région axillaire.

On ne trouve dans ses antécédents aucune trace de tumeurs malignes. L'état général du malade est très-satisfaisant.

26 Mars. — On endort le malade; on fait dans la région axillaire une incision verticale de huit à dix centimètres d'étendue, à travers laquelle on énuclée un grand nombre de ganglions, dont le plus volumineux est gros comme un œuf de pigeon et le plus petit comme un petit pois. On trouve encore des ganglions très-haut dans la région axillaire.

On recouvre la tumeur épithéliale d'une couche épaisse de caustique arsénical, et l'on a soin d'en recouvrir aussi les parties voisines, car en cet endroit la peau est indurée et semble participer à la dégénérescence.

29-30 Mars. — Le malade ne se plaint pas; état général bon.

31 Mars. — Sur la paroi thoracique, œdème rouge, phlegmoneux, occupant tout le flanc droit; cependant ni fièvre, ni frissons, ni douleurs. On recouvre de collodion toute la partie rouge.

1er et 2 Avril. — Plaie de l'aisselle en pleine suppuration, recouverte de bourgeons charnus ayant très-bon aspect. Rougeur en partie disparue; l'œdème persiste.

3 Avril. — Sous cet œdème, constaté les jours précédents existe une fluctuation manifeste. Incision longitudinale au niveau des 7e et 8e côtes; on est obligé d'arriver jusque sous les couches musculaires pour donner issue à une grande quantité de pus. On panse à plat avec de la charpie sèche, et on exerce de la compression locale.

4 Avril. — Un phlegmon erysipélateux recouvre toute la

paroi thoracique gauche. — Langue sèche et rôtie ; — le malade a eu un frisson qui a duré plusieurs heures. Le doigt enfonce dans les tissus ; son empreinte persiste ; rougeur très-vive de la paroi. — Les bords de l'incision sont grisâtres ; écoulement de pus séreux. — On fait des raies de feu sur toute la partie malade. — On prescrit une bouteille d'eau de Sedlitz.

5 *Avril*. — Etat général bien meilleur. — Langue humide ; l'œdème phlegmoneux est tombé. — La rougeur érysipélateuse persiste et s'est un peu étendue. — La nuit a été bonne, le malade mange.

Les jours suivants l'érysipèle se développe un peu plus, puis bientôt s'arrête.

22 *avril*. — Épanchement de liquide dans la plèvre gauche, occupant la moitié inférieure environ. — Toux, fièvre ; un vésicatoire.

26 *avril*. — Voussure très-marquée de la paroi thoracique. — Matité absolue à ce niveau, absence du murmure vésiculaire. — Souffle en arrière, ægophonie. — Bruit de Skoda sous la clavicule. — Teinte terreuse. — Œdème de la paroi, qu'il faut attribuer, en partie du moins, à la pâte arsénicale.

3 *mai*. — Le malade se dit beaucoup mieux, — il tousse beaucoup moins. — L'appétit est revenu. On constate un peu de retrait de la poitrine du côté gauche et à la base du thorax.

Mêmes signes sthétoscopiques.

L'épithélioma est séparé des parties saines par un large sillon de 1 centimètre au moins. — Cette tumeur est devenue très-mobile sur les parties profondes. — Il existe une fistule pleurale, au niveau de l'escarre, par laquelle on voit l'air entrer et sortir de la plèvre à chaque mouvement respiratoire.

20 *mai*. — On enlève l'escarre avec le bistouri. — On

découvre au-dessous deux côtes à nu, et une sonde introduite par la fistule, arrive dans la cavité pleurale, très-profondément, sans sentir le poumon qui doit être refoulé. — Il s'écoule toujours beaucoup de sérosité limpide par la fistule. Autour de la plaie il existe encore un petit nodule cancéreux, qu'on traite par la pâte de Vienne. — L'état général s'améliore.

31 *mai*. — On met de la pâte de Vienne dans cinq endroits autour de la plaie, sur des tubercules récidivés. — Le malade va bien.

9 *Juin*. — La fistule pleurale est oblitérée.

13 *Juin*. — On excise la côte (7 à 8 centim.), et on continue à panser à plat. L'état général est excellent. — Au-dessous de la côte les deux espaces intercostaux voisins se sont rejoints, — la plèvre pariétale s'est accolée, en ce point, à la plèvre péricardique et pulmonaire. — Autour de la plaie, il se développe toujours quelques petits tubercules cancéreux. — On les poursuit avec la pâte de Vienne.

20 *Juin*. — La côte qui restait a été éliminée spontanément; les bourgeons charnus ont bon aspect. L'état général s'améliore tous les jours.

Le malade quitte l'hôpital, sur sa demande, le 15 juillet.

Il rentre au commencement de septembre. — Récidive considérable. — Mort.

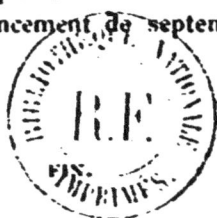

TABLE DES MATIÈRES.

— ———

Paris. — Imprimerie F. Pichon, 51, rue des Feuillantines.

www.ingramcontent.com/pod-product-compliance
Lightning Source LLC
Chambersburg PA
CBHW071851200326
41519CB00016B/4326